Ayurveda Basic Book

はじめてでもわかる 役立つ

アーユルヴェーダ きほんBOOK

日本ナチュラルヒーリングセンター
西川眞知子 著

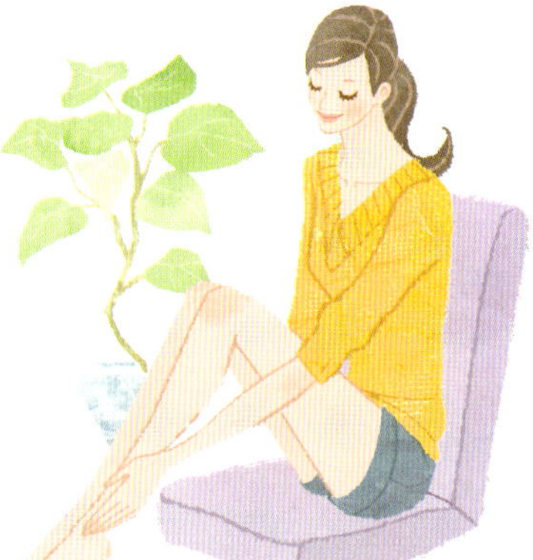

マイナビ

はじめに

アーユルヴェーダの世界にようこそ！

「アーユルヴェーダ」に対して、みなさんはどんな印象をおもちですか？　「謎めいたもの」「難しそう」「全然わからない」なんて思っている方も多いのではないでしょうか。

アーユルヴェーダとは、元々はインドで生まれた伝統医学のことです。みなさんがもっている、アーユルヴェーダの「なに？」「なぜ？」という疑問をすっきり解決したくて、この本をつくりました。本書を読み進めることで、アーユルヴェーダが遠い国の昔の人だけでなく、現代の日本人にも驚くほど役立つ智恵であることに気づいてくださるでしょう。

たとえば、「同じものを食べているのに、太りやすい人と太りにくい人がいるのはなぜ？」「同じできごとに対して、不安に感じる、腹を立てる、あきらめてしまうなど、人によって反応が違うのはなぜ？」などの普遍的な疑問に、アーユルヴェーダは答えてくれます。

それは、アーユルヴェーダには、それらの問題の傾向を知り、対策をとるためのコツが詰まっているから。アーユルヴェーダは、体がつらいとき、心が折れそうなときに、あなたに寄りそって勇気づけてくれるものでもあるのです。

アーユルヴェーダは、生き方の智恵です。約５千年間に培われた叡智を現代に生かすことで、１日のリズムを楽しみ、季節を感じながら自分らしく毎日を過ごす方法や、体や心の悩みを緩和し、輝きながら生きるコツを知ることができます。

この本をきっかけに、アーユルヴェーダの世界に足を踏み込んでみてください。私がみなさんをサポートしていきます。

さぁ、「開けゴマ！」 扉を開いてみましょう。

日本ナチュラルヒーリングセンター代表　**西川眞知子**

額からアーユルヴェーダの世界をのぞいてみましょう!

「第3の目」がある額を刺激するシローダーラー

「アーユルヴェーダ」と聞くと、多くの人は、額にオイルを垂らす「シローダーラー」をイメージするのではないでしょうか。

アーユルヴェーダでは、額にすべてのものごとの背後にある真実を見極める「第３の目」があると考えます。同時に、額は直感やひらめきをもたらす第六感を司るポイントでもあります。

第３の目をオイルで刺激すると、日常のさまざまな悩みごとや不安感がすーっと消えます。自分自身の五感と向き合え、思いもよらぬアイデアが浮かぶことも。

まずは第３の目を通して、アーユルヴェーダの世界への扉を開いてみましょう。そうすることで、あなたの魅力を最大限引き出す智恵が見えてくるはずです。

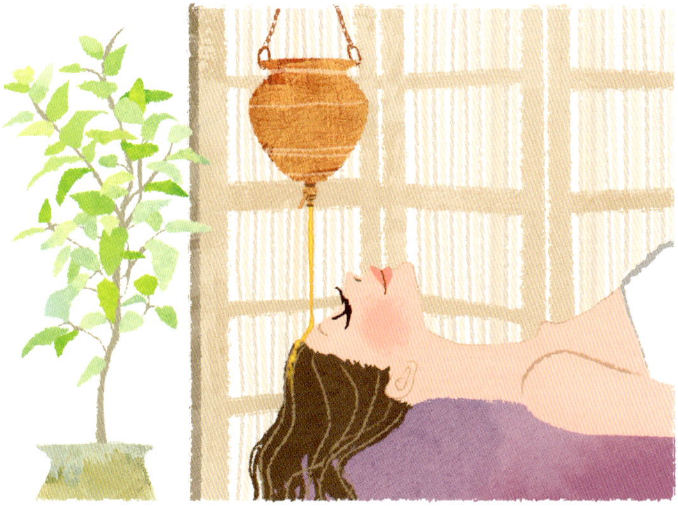

五感に意識を向けてエネルギーを感じる

アーユルヴェーダでは、生命は身体、精神、意識の３つからなると考えます。嗅覚、味覚、視覚、触角、聴覚の「五感」は、この３つに深く影響を与えます。

また、アーユルヴェーダでは、存在するすべてのものは自然の５つのエネルギー（五元素）からできていると考えます。具体的には、地、水、火、風、空《くう》です。

五元素は、五感と密接な関係にあり、５つの感覚をうまくコントロールすることで、エネルギーのバランスが調うとされています。嫌なにおいをかぐ、肌に化学物質を塗るなど、五感にストレスをかければ心身のバランスは乱れます。五感に意識を向け、「よいもの」をとり込み、毎日を健康に、快適に過ごしましょう。

五感と５つのエネルギーの関係

嗅覚＝「地」

安定をもたらす「地」のエネルギー。本能に深くかかわる嗅覚とつながっています。

6ページへ ▶▶

味覚＝「水」

潤いを与えてくれる「水」のエネルギー。味覚と深いつながりをもちます。

8ページへ ▶▶

視覚＝「火」

ものごとを変化させる「火」のエネルギー。光をとり入れることから視覚と関係します。

10ページへ ▶▶

触覚＝「風」

なにかを動かし、散らす力をもつ「風」のエネルギー。人間の触覚を刺激します。

12ページへ ▶▶

聴覚＝「空」

可能性を秘めた「空」のエネルギー。空から生まれた音が、聴覚に伝わります。

14ページへ ▶▶

地　嗅覚を通してあなたを支える安定のエネルギー

土台となって安定感をもたらす本能的なエネルギー

　土台となって私たちを支え、安定感をもたらす「地」のエネルギーは、嗅覚に呼応します。嗅覚は、本能を司る脳の大脳辺縁系とつながっています。においをかいで食べられるかを判断したり、好みの香りの異性に惹かれるのは、そのため。しかし、地面から離れて生活をしている現代人は、嗅覚が鈍り、本能的な直感が働きづらくなっている傾向があります。

　地面を踏まず、アスファルトの上ばかりを歩いていませんか？　地のエネルギーが不足すると、気持ちが不安定になり、情報に振りまわされたり、先のことばかりを考えがちに。そんなときは、裸足になって土に触れてみましょう。本能的な感覚がよみがえり、「今」を生きられるようになります。

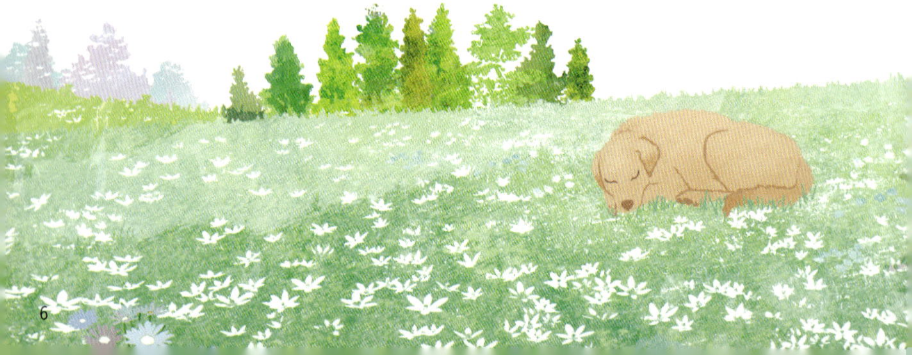

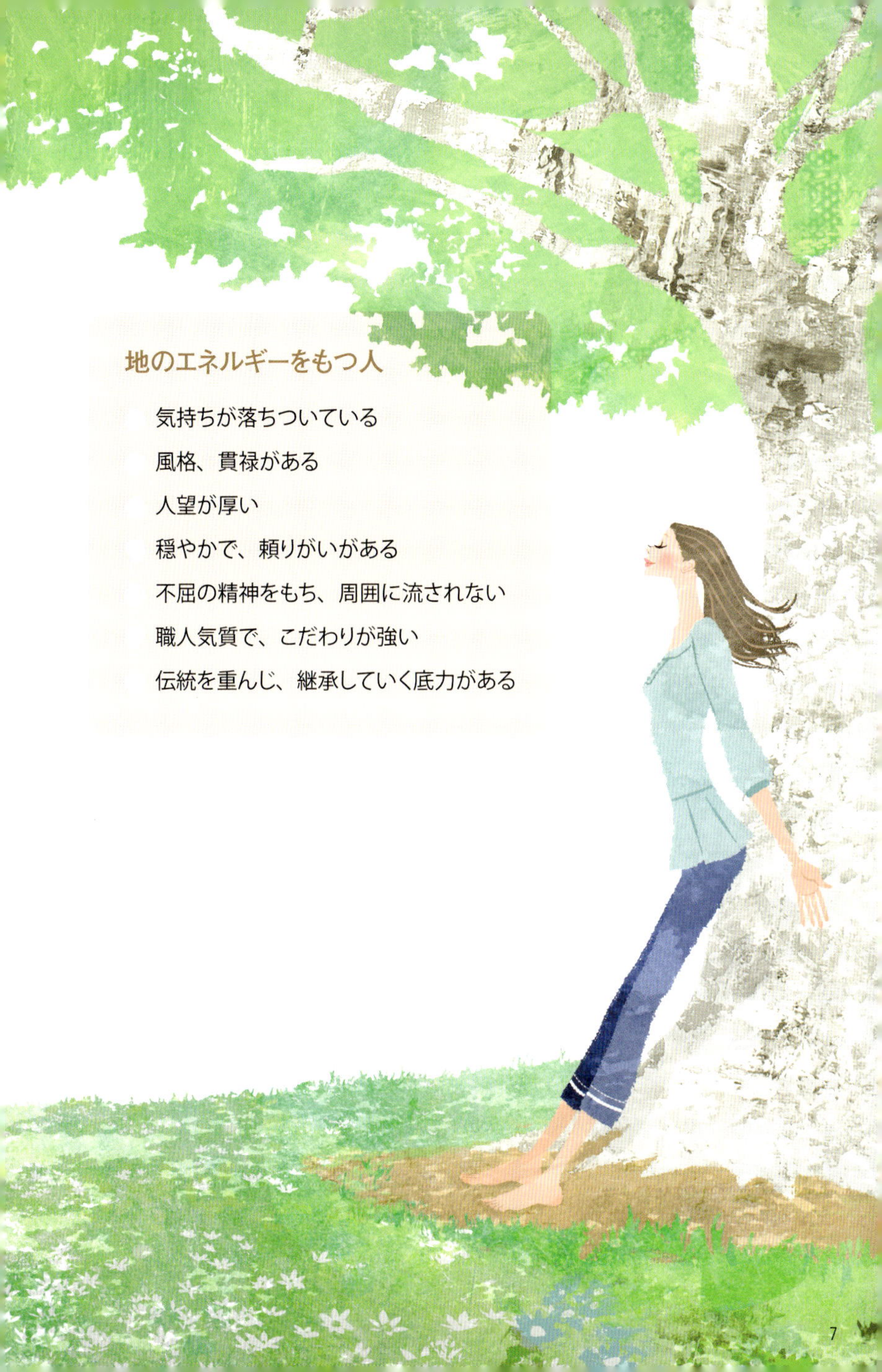

地のエネルギーをもつ人

- 気持ちが落ちついている
- 風格、貫禄がある
- 人望が厚い
- 穏やかで、頼りがいがある
- 不屈の精神をもち、周囲に流されない
- 職人気質で、こだわりが強い
- 伝統を重んじ、継承していく底力がある

水　味覚を通して潤いを与える しなやかなエネルギー

心と体に潤いを与え 優しく豊かな感受性を育む

私たちの生活に欠かすことができない、水分と潤いを与えてくれる「水」のエネルギーは、味覚と深いつながりがあります。野菜や果物などの植物は、水を与えることによって成長します。また、食べものは、唾液とともに体の中へ流れていきます。このように、食べること（＝味覚）のそばには、かならず水の存在があるのです。

水のエネルギーが不足すると、心と体が渇き、頑固になってしまう、人を信じられない、ものごとに無関心になってしまうなどの症状が。そんなときは、みずみずしい野菜や果物を食べたり、水辺に出かけたりしましょう。いい意味でものごとを水に流せるようになり、感受性が豊かになります。

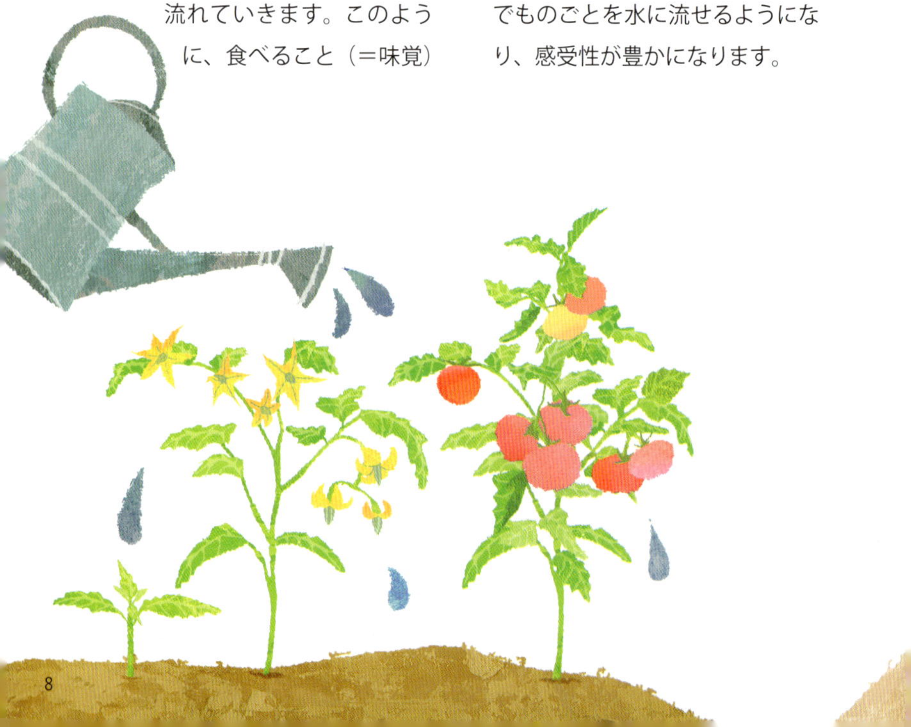

水のエネルギーをもつ人

行動がしなやか

純粋な心をもち、感情表現が豊か

周囲の変化に対応できる

人を思いやる優しい心をもつ

奥ゆかしさがある

涙もろい

潤いのある心、体をもっている

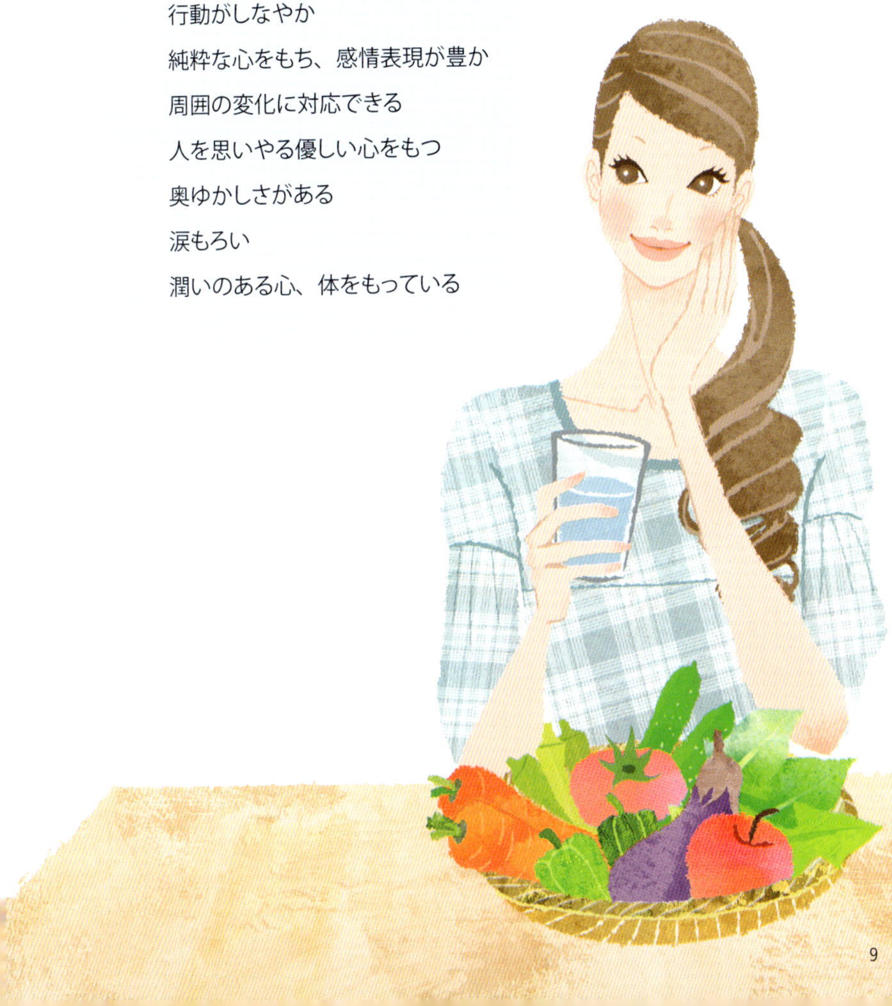

火 視覚を通して光をとり入れる情熱のエネルギー

情熱と積極性を高め ものごとを正しく判断できる

あらゆるものを変化、変形させる「火」のエネルギーは、視覚とつながっています。私たちは、太陽や電灯などの光がないと、何かを見ることはできません。また、火のエネルギーは、理性や情報などの要素をもちます。「百聞は一見にしかず」「人間が受け取る情報の80%は視覚から」という言葉があるように、視覚は、私たちがものごとを判断するうえで、非常に重要な感覚となります。

火のエネルギーが不足すると、やる気が起きなかったり、すぐにあきらめてしまったりします。そんなときは、太陽の光を浴びたり、温かいものや辛いものを食べたりしましょう。情熱的になり、積極性が高まるほか、善悪の判断がきちんとできるようになります。

火のエネルギーをもつ人

- 情熱をもち、目的意識が高い
- 勇敢で、度胸がある
- 決断力があり、白黒をはっきりつける
- 困難に立ち向かう力がある
- 肌のつやがよい
- 太りすぎたり、やせすぎたりしにくい
- 低体温になりにくい

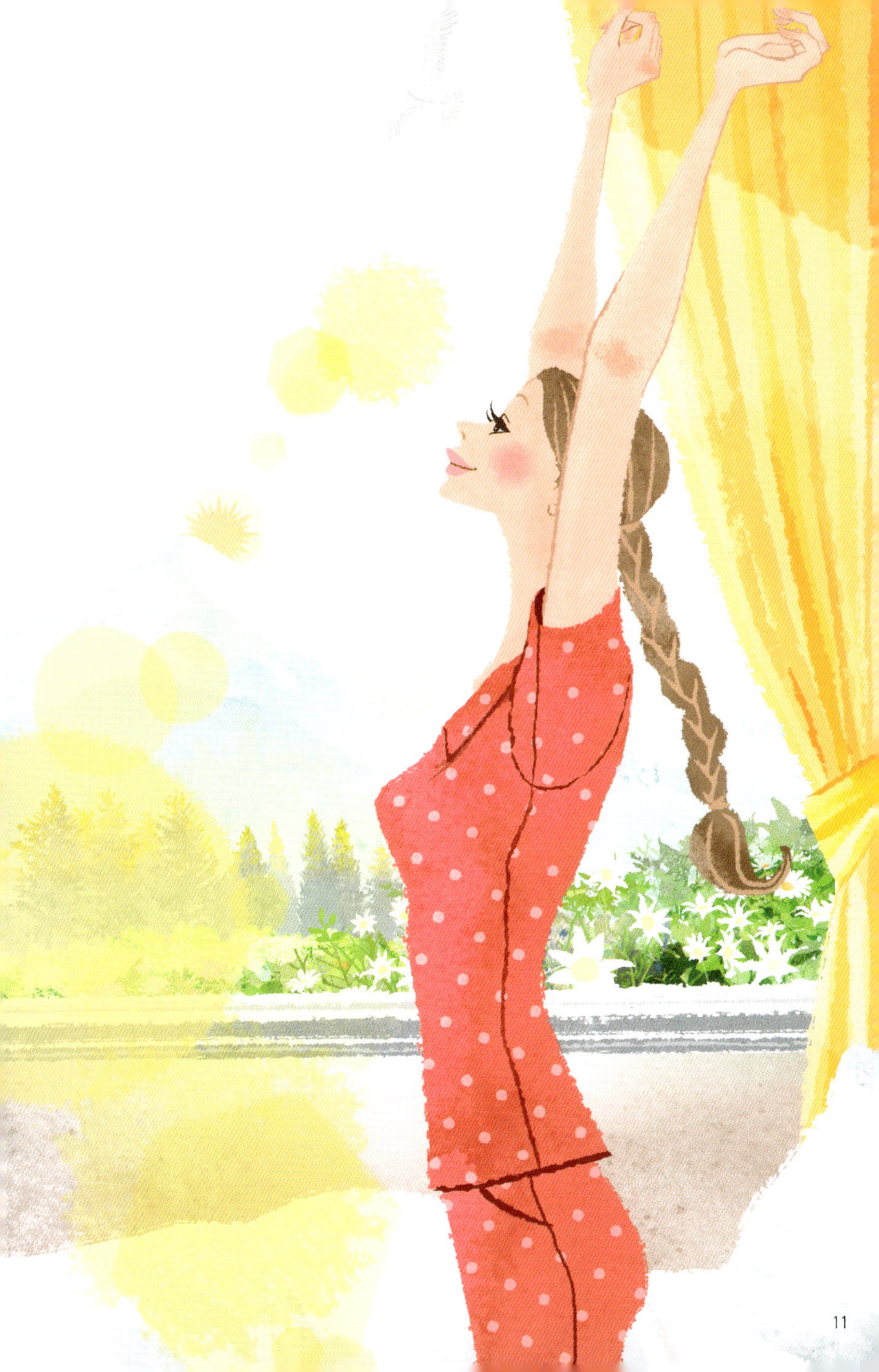

風 触覚を通して万物を動かす自由のエネルギー

すべてのものごとを動かす原動力となるエネルギー

花が風で散るように、何かを動かし、散らす働きがある「風」のエネルギーは、触覚と深く関係しています。風によって飛ばされたあらゆるものは、肌に触れ、人間の触覚を刺激します。触覚は、感覚機能全般にかかわっています。つまり、触覚によい刺激を与えると、心と体もイキイキするのです。

風のエネルギーが不足すると、気分が沈み、思考がこり固まってしまいます。自然の風を意識する、葉もの野菜を食べるなどして風のエネルギーをとり入れましょう。

しかし、情報過多の現代では、めまぐるしく動く風の力が強すぎて、心身から潤いが失われることも。マッサージやオイルトリートメントで触覚によい刺激を与え、潤いをとり戻しましょう。

風のエネルギーをもつ人

発想力、想像力が豊か

いろいろなものごとに興味をもつ

情報に敏感

直感が鋭く、ものの理解が早い

人と交流をもつのが好き

行動力があり、よく動く

太りにくく、体重が落ちやすい

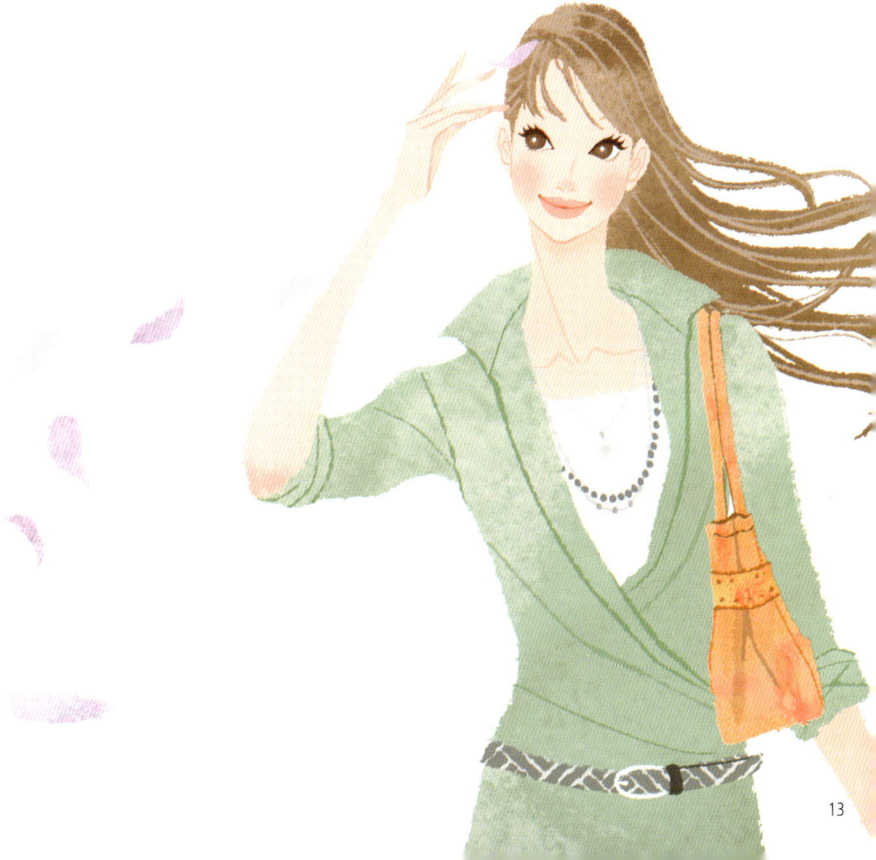

空 聴覚を通して可能性を生むゆとりのエネルギー

あらゆる可能性を秘めたスペースのエネルギー

これからなにかが入る可能性をもったスペース、「空《くう》」のエネルギー。地、水、火、風が調和したときに生まれるとされ、五感のひとつ、聴覚と関係しています。

空から生み出された思いは、やがて音となり、言葉となって発信されます。言葉は聴覚によってとらえられ、私たちの心に浸透します。その思いや言葉は、私たちを勇気づけることもありますが、反対に傷つけることも。空っぽの器に水や料理、小物などを入れられるように、あらゆる可能性を秘めたエネルギーが空なのです。

空のエネルギーに満ちた人は、落ちついていてあくせくせず、心にゆとりをもっています。このゆとりこそが、空をいちばんよく表しているのかもしれません。

空のエネルギーに満ちた人

- 落ちついていて、あくせくしない
- 見返りを求めることがない
- 心にゆとりがあり、穏やか
- 偏ったものの見方をしない
- まれに空虚感、むなしさがあることも
- 宇宙などの壮大なものに思いをもつことも

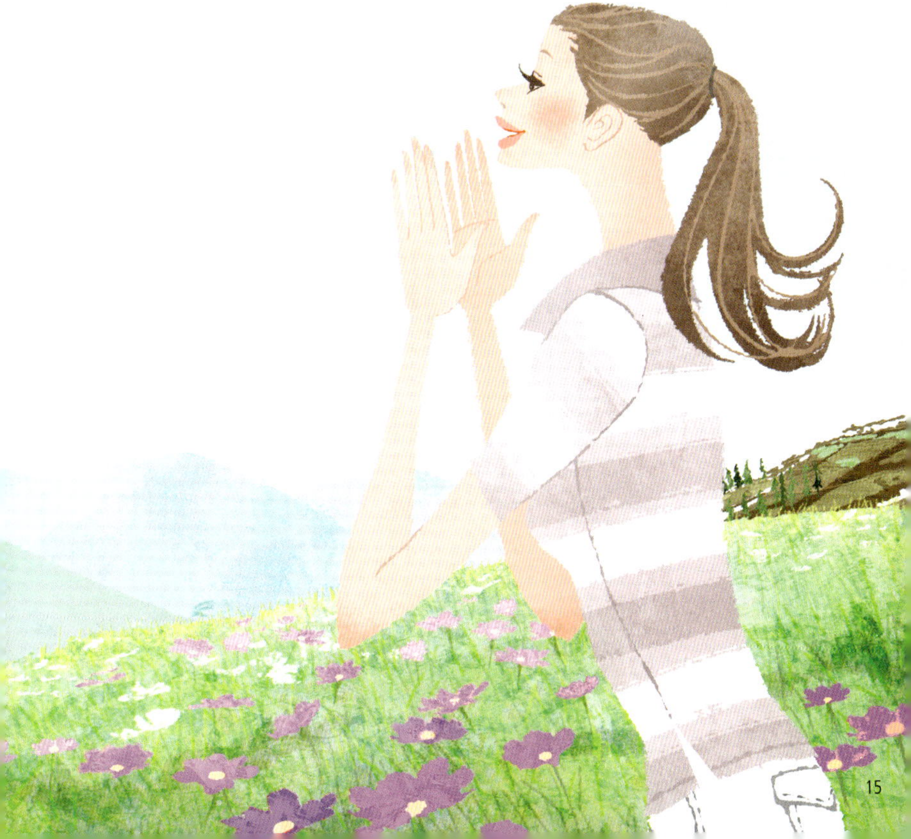

5つのエネルギーのパーセンテージによって“違い”が生まれる

紹介した5つのエネルギーは、誰もがもち合わせているもの。アーユルヴェーダでは、5つのエネルギーが占める割合の違いが、感情や考え方、体形などの違いを生むと考えます。

たとえば、風のエネルギーの割合が大きく、地のエネルギーの割合が少ない人は、柔軟な想像力と行動力を伴う反面、ちょっと落ちつきがない一面が。地のエネルギーの割合が大きく、火のエネルギーが少ない人は、忍耐強く穏やかな性格ですが、積極性に欠けがちです。

自分に向き合い、影響を与えるエネルギーを知りましょう。そうすることで、心と体のバランスのとり方が見えてきます。

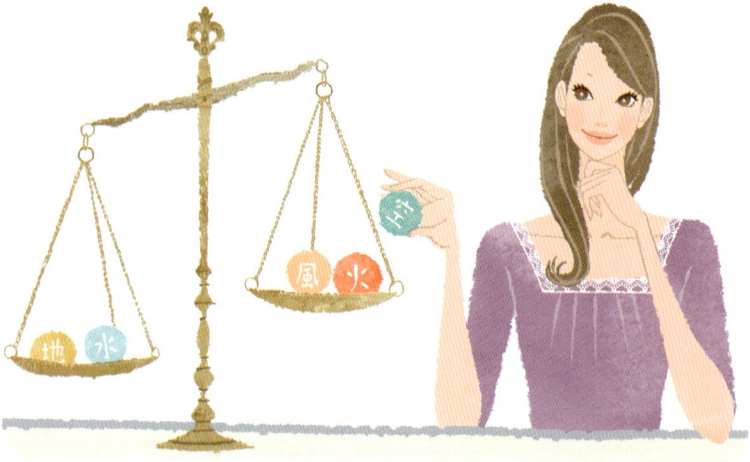

Column

今の自分に影響を与えている エネルギーをチェック！

下の項目から自分にあてはまるものを選んでチェックしてください。チェックが多かったエネルギーは、今のあなたに強い影響を与えています。

地

- □ 現実を受け入れられない
- □ 引っ込み思案になってしまう
- □ 夢中になれるものがない
- □ 頑固なほどこだわってしまう
- □ 体が重たい

水

- □ つい誰かに頼りたくなる
- □ 周囲に流されてしまう
- □ 楽しめない、楽しくない
- □ 元気が出ない
- □ 体がむくむ

火

- □ 人を許せない、イライラする
- □ つい意地悪になってしまう
- □ 根拠のない自信がある
- □ 不平不満を言ってしまう
- □ 胃腸の調子がすぐれない

風

- □ すぐにくよくよしてしまう
- □ 優柔不断ぎみ
- □ ソワソワしがち
- □ 不安、心配になりやすい
- □ 肌が乾燥しやすい

※「空」は、概念の難しい微細なエネルギーなので、ここでは省いています。

CONTENTS

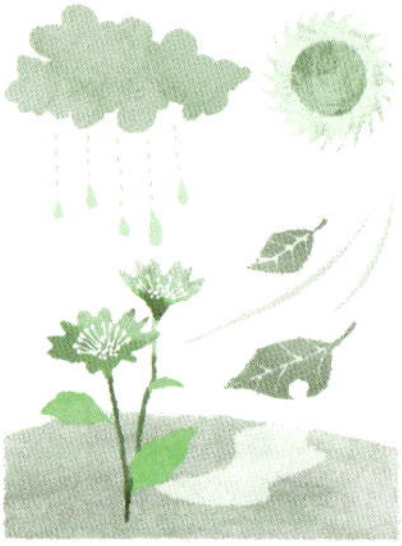

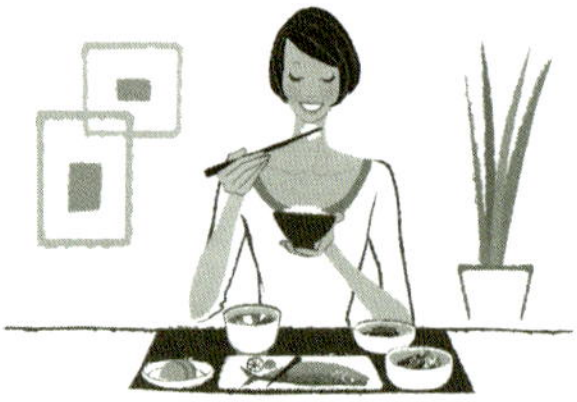

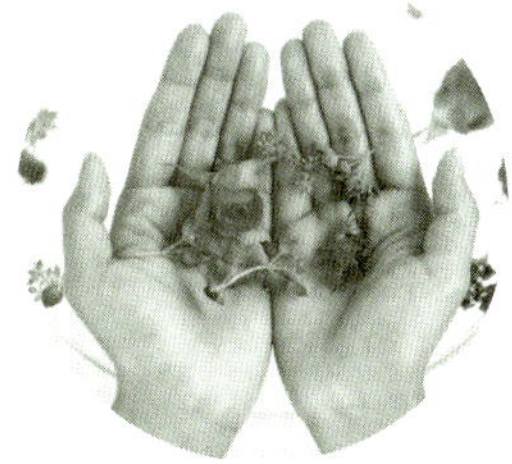

PART 3
アーユルヴェーダでボディケア

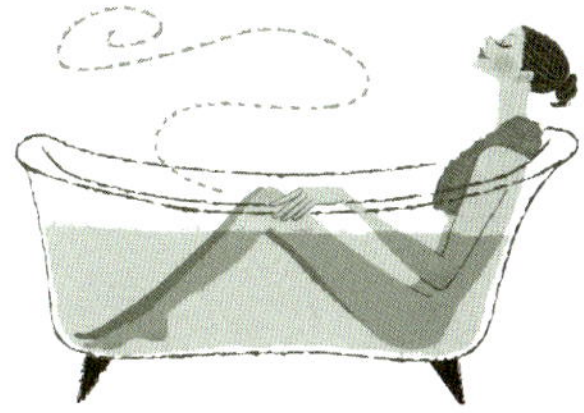

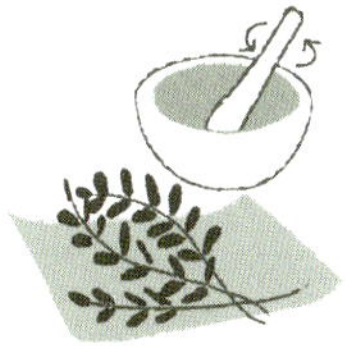

PART 4
アーユルヴェーダときほんのヨーガ

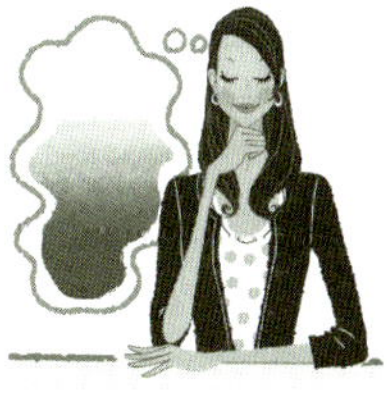

PART 5

アーユルヴェーダでヘルスケア

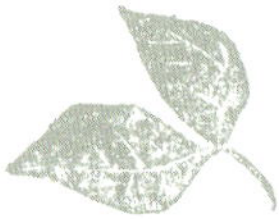

PART 6

アーユルヴェーダの知識を深める

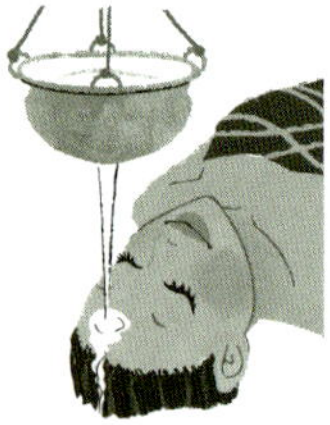

Column

Special Column

PART 1

アーユルヴェーダを暮らしにとり入れる

長い歴史の中で伝統医学として伝えられてきたアーユルヴェーダ。先人たちの智恵を暮らしにとり入れると、心身のバランスが調い、毎日をイキイキ過ごせるようになります。まずは自分の生まれもったタイプを知ることからはじめましょう。

アーユルヴェーダとは

アーユルヴェーダは医学の枠にとどまらず、
心と体のバランスを調え、幸せな生き方の智恵を説いています。

幸せな生き方を教える
ライフサイエンス

「アーユルヴェーダ」は、古代インドから伝えられてきた伝統医学。その言葉は、生命（アーユス）の科学（ヴェーダ）という意味のサンスクリット語(※)です。

アーユルヴェーダでは、人が生まれながらにもっている性質のタイプや年齢に合った生活を送ることが重要だと考えます。そういった生活が、体の自然治癒力を高め、心を満たし、直観力や判断力を高めるとされているのです。

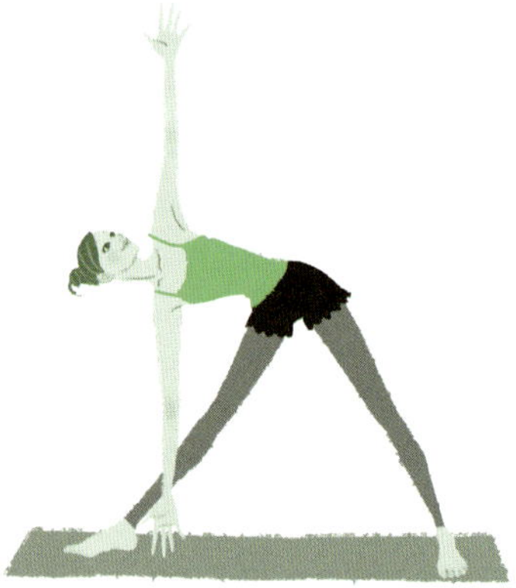

Column

現代人は本来のタイプが隠れてわかりにくい？

生まれもった「タイプ」は、生涯変わらないものです。しかし、ストレスの多い現代の暮らしにより、心身のバランスをくずして本来もつタイプが隠れてしまうこともあります。そこで、「自分はこういう人間だ」と決めつけず、今の状態を見極め、時間帯や季節に合わせた生活を送ることが、現代ではとくに大切です。

※古代インドの言葉。

5つのエネルギーがすべてを動かしている

アーユルヴェーダでは、すべてのものに地、水、火、風、空の5つの自然エネルギーが働いていると考えます。気象などの自然現象はもちろん、人の体もそのエネルギーの影響を受けているのです。

自分に影響を与えているエネルギーを理解し、今の自分の状態に合った生活を送りましょう。これこそが、アーユルヴェーダの基本の考え方です。

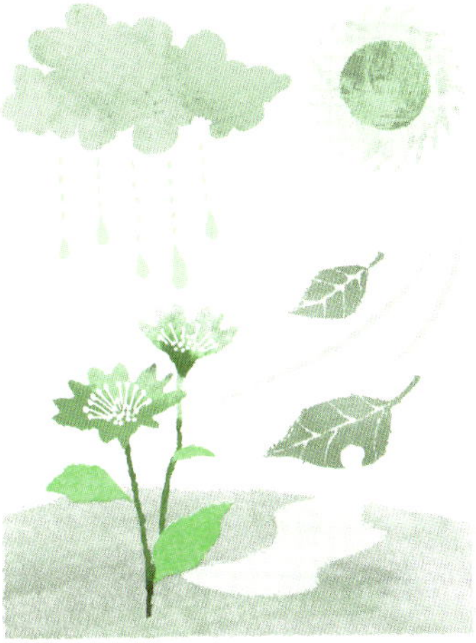

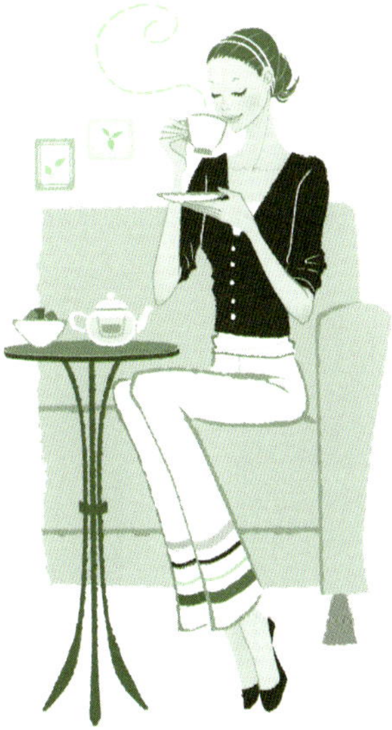

エネルギーを意識してナチュラルに暮らす

5つのエネルギーは、心と体に影響を与えます。たとえば、理由もなくイライラするときは、火のエネルギーが過剰になっている可能性が。そんなときは、甘いものをとる、水泳をするなど、火を抑える要素を生活にプラスしてみましょう。

このように、5つのエネルギーを意識することで、日常の不調にすぐ対処できるようになり、毎日をイキイキと過ごせます。

アーユルヴェーダの3つの性質

アーユルヴェーダでは人の心や体を動かす３つの性質があると考えます。
5つのエネルギーと性質の関係を知りましょう。

5つのエネルギーから導き出される3つの性質

アーユルヴェーダを語るうえで欠かせない、基本の３つの性質があります。これらは、地、水、火、風、空の５つのエネルギーの組み合わせで成り立っており、「ヴァータ」をつくるのは風と空、「ピッタ」をつくるのは火と水、「カパ」をつくるのは地と水です。

この３つの性質のうち、どれが増えやすい（=バランスをくずしやすい）かということが、その人の「タイプ」となります。

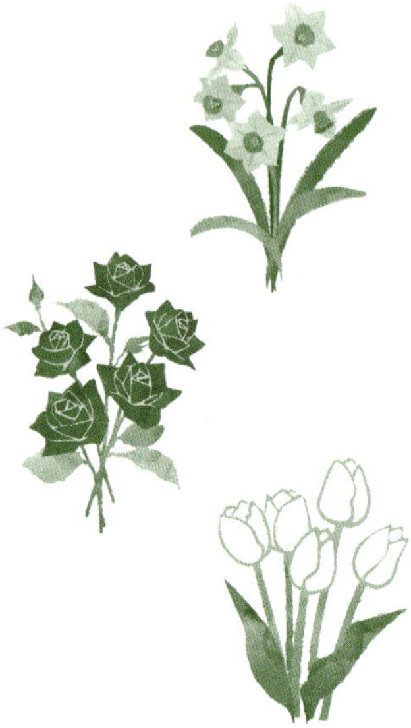

Column

環境が「タイプ」に与える影響を理解しよう

アーユルヴェーダでは、生まれもった個人差（＝タイプ）を重視します。タイプ別にバランスをとることが、心身の健康に結びつくと考えられているのです。

しかし、天気や生活、食べものなどの環境により、その人が本来もつタイプが一時的に乱れることもあります。環境がタイプに与える影響を知りましょう。

5つのエネルギーの相関関係

地、水、火、風、空の5つのエネルギーは、互いに組み合わさって3つの性質となります。その相関関係を表すのが以下の図です。

ヴァータ
風と空のエネルギーのヴァータ。空間に吹く風のように、ものごとを動かす運動の性質をもっています。
ピッタ
火と水のエネルギーのピッタ。水や油となり、火力を調整するのが水のエネルギーの役目です。上に向かう火のような熱い性質です。
空
火
風
水
地
カパ
地と水のエネルギーのカパ。水と結びつくことで、地がより固まります。大地のように落ちついた性質です。

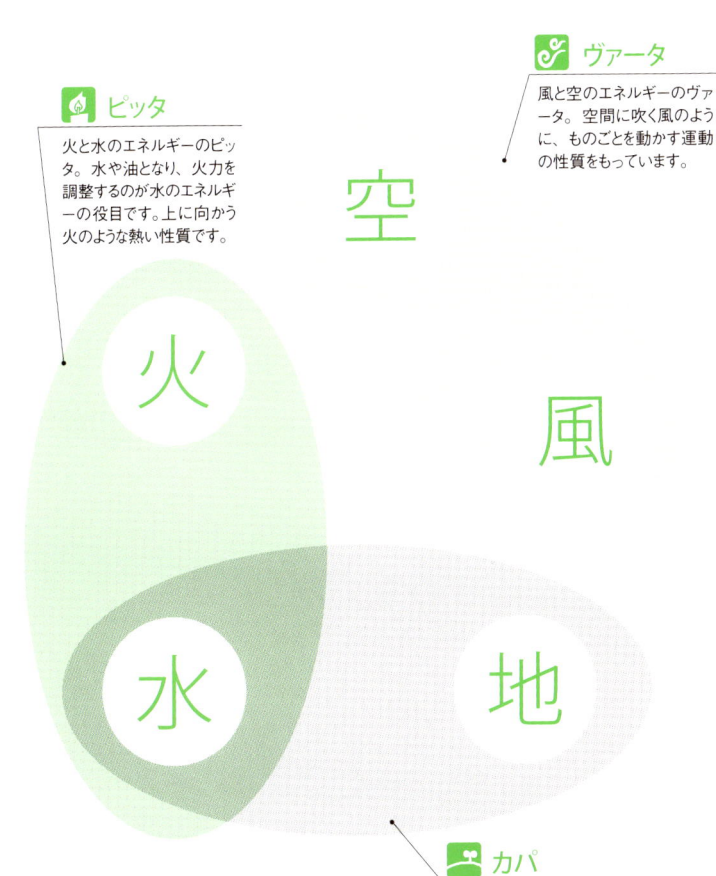

自分の「タイプ」を知りましょう

アーユルヴェーダで見るあなたの「タイプ」を調べてみましょう。
体質や行動パターンなどから、タイプを知る手がかりが見えてきます。

下記のリストを見て、自分にあてはまる項目を５段階でチェックしてください。本来の自分を正確に知るためにも、子どものころから現在までを振り返ってチェックするようにしましょう。合計点が最も高いものが、あなたのタイプを知る手がかりになります。

ヴァータ度チェック

	あてはまる	ややあてはまる	どちらとも言えない	ややあてはまらない	あてはまらない
✻ ほっそりした体形だ	4	3	2	1	0
✻ 動作はすばやいほう	4	3	2	1	0
✻ 肌がカサカサしやすい	4	3	2	1	0
✻ 髪が乾燥して、枝毛になりやすい	4	3	2	1	0
✻ 歯並びが不規則だったり、すき間がある	4	3	2	1	0
✻ 新しい環境にすぐなじめる	4	3	2	1	0
✻ ものの理解が早いが、忘れやすい	4	3	2	1	0
✻ 便秘、不眠、肩こり、腰痛、冷えの中で、あてはまるものが多い	4	3	2	1	0
✻ 太りにくい体質だ	4	3	2	1	0
✻ 心配性なところがある	4	3	2	1	0

【ヴァータ度】

▶▶詳しくは28ページへ

合計　　　点

ピッタ度チェック

	あてはまる	ややあてはまる	どちらとも言えない	ややあてはまらない	あてはまらない
✽ 中肉中背だ	4	3	2	1	0
✽ 行動や動きに、ムダ、そつがない	4	3	2	1	0
✽ 肌に赤みや黄みがある	4	3	2	1	0
✽ 髪にコシがない	4	3	2	1	0
✽ 歯が黄色っぽい	4	3	2	1	0
✽ 合理的に考えるのが得意	4	3	2	1	0
✽ 人の話を鵜呑みにせず、その理由や根拠を指摘できる	4	3	2	1	0
✽ 下痢、胃腸の不調、炎症、目の疲れ、肌トラブルの中で、あてはまるものが多い	4	3	2	1	0
✽ 新しいことに挑むのが得意で、負けず嫌いである	4	3	2	1	0
✽ イライラや怒りの感情が表に出やすい	4	3	2	1	0

【ピッタ度】

▶▶詳しくは30ページへ

合計　　点

カパ度チェック

	あてはまる	ややあてはまる	どちらとも言えない	ややあてはまらない	あてはまらない
✽ 生まれつきがっしりした体格だ	4	3	2	1	0
✽ 歩き方、食べ方がゆっくりしている	4	3	2	1	0
✽ 肌が青白く、ひんやり、しっとりしている	4	3	2	1	0
✽ 髪の毛の量が多く、ツヤがあり、しっとりしている	4	3	2	1	0
✽ 歯や歯茎が丈夫	4	3	2	1	0
✽ 慣習や伝統を大事にする	4	3	2	1	0
✽ シャイで人前に出るのが苦手	4	3	2	1	0
✽ 痰、鼻水、鼻づまり、だるい、むくみの中で、あてはまるものが多い	4	3	2	1	0
✽ 太りやすい体質だ	4	3	2	1	0
✽ 忍耐強い、打たれ強い	4	3	2	1	0

【カパ度】

▶▶詳しくは32ページへ

合計　　点

※複数の性質が同じ点数になる場合は、どちらのタイプも合わせもっているということです。
それぞれのページと合わせて、34～35ページの複合タイプのページを参照してください。

ヴァータタイプ

風と空のエネルギーをもつ、動きの人、ヴァータタイプ。
軽さや速さ、冷たさなどの性質から、心身に現れる特徴とは？

風のように自由で移り変わりやすい心をもつ

型にはまらない、空間を吹く風のように「動く」性質をもったヴァータの人。快活で行動がすばやく、想像力が豊かで理解が早いタイプで、順応性の高さが魅力です。話題が豊富で会話が盛り上がりやすいですが、反面、論点が見えづらくなることも。また、飽きっぽくものごとが長続きしない、計画的な行動が苦手で、お金を浪費するなどの傾向があります。

肉体的な特徴は、華奢《きゃしゃ》で乾燥していること。エネルギーのバランスがよいときは、風の軽やかさが発揮され、機敏で活発に。すばやい性質から、傷の治りも早いでしょう。ヴァータが過剰になると、風や空のもつ冷たさや乾燥の性質が助長し、手足が冷えてカサカサになったり、髪が乾燥してフケや枝毛が増えたりします。

✻ ヴァータを花にたとえると…

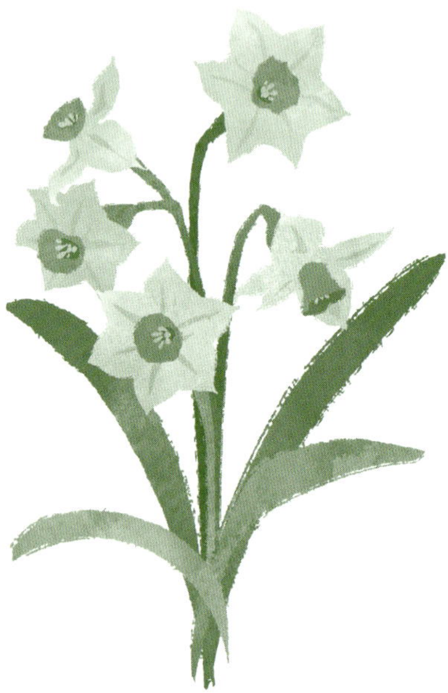

水仙

骨格も華奢で、スリムな人が多いヴァータ。花にたとえるならば、柔らかく繊細で、風によってなびいて動く冬の花、水仙でしょう。なお、黄色はヴァータを表します。

ヴァータタイプの特徴

[体] BODY

卵形の顔に、細い目とわし鼻。軽くスリムな体形。寒がりで体が冷えがち。便秘、不眠、乾燥肌、頭痛、肩こり、冷え性になりやすい。

[性格] CHARACTER

俊敏で快活。順応性があり、理解が早い。気分が変わりやすく、衝動的になることも。緊張しやすく、ストレスを受けやすい。

[仕事] WORK

想像力を生かすことができるデザイナーや作家、教育者、写真家、ダンサー、設計者などの仕事が適している。

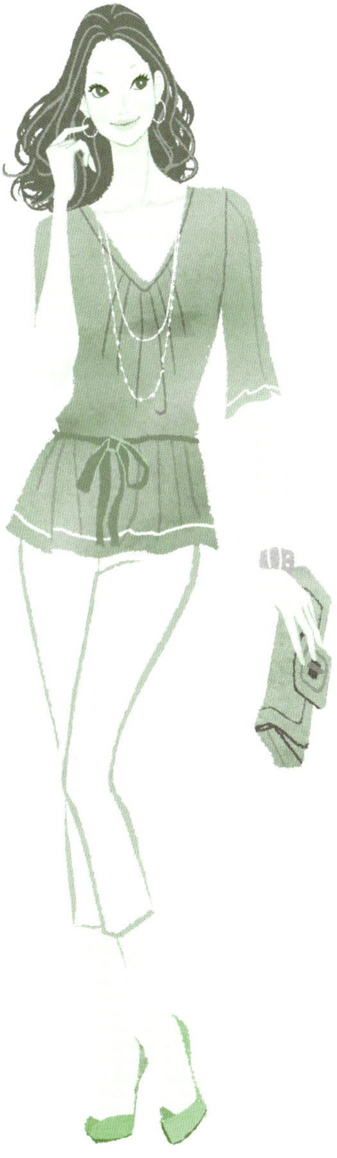

Advice

時間は14～18時と2～6時、季節は晩秋～冬、年齢は55歳ごろ以降にエネルギーバランスがくずれやすいので注意。

ピッタタイプ

燃える火のエネルギーと火力を調整する水のエネルギーをもつ人。
強烈さ、熱さなどの性質から導き出される、心と体の傾向は？

情熱的な心で 勇敢に突き進む

情熱的な火のエネルギーとその火力を調整する水の力をあわせもつピッタの人は、チャレンジ精神が旺盛で勇敢なリーダータイプ。知的で機転がきき、行動や話に無駄がありません。熱い野望をもち、目標達成に向かって進んでいく向上心ももっています。ただし、感情の起伏が激しく、なにかと批判的になったり、完璧主義になったりして、敵をつくりがち。イライラと怒りっぽくなったり、嫉妬深くなったりすることもあります。

体内に熱が多いため、暑さに弱く汗っかき。ピッタが増えすぎると、胃腸にトラブルが出たり、異常なまでに汗が出て、湿疹やじんま疹の原因になることも。また、目が充血しやすくなったり、口臭や体臭、抜け毛や白髪が目立ったりします。

✻ ピッタを花にたとえると…

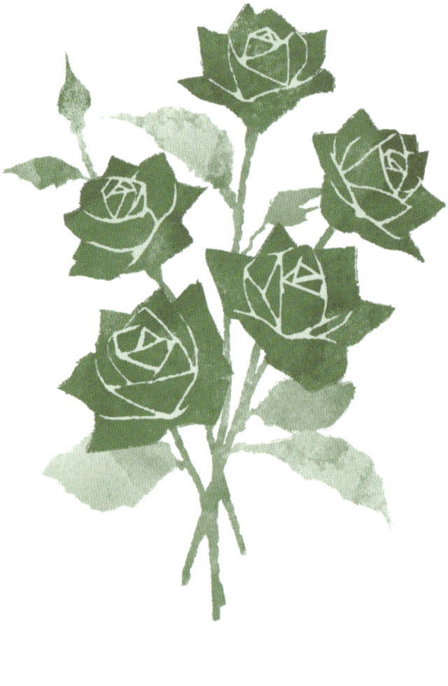

バラ

情熱的でスタイルのいい人が多いピッタ。花にたとえるならば、美しくあでやかで棘がある、シャープな印象の夏の花、バラでしょう。赤色はピッタを表します。

ピッタタイプの特徴

[体] BODY

シャープな顔に、目力のある目。中肉中背の体形。快食、快便。皮膚発疹や出血、目の充血、消化器系疾患を起こしやすい。

[性格] CHARACTER

知的で情熱的。勇気があり、リーダーに適している。完璧主義で、見栄っ張り。イライラと怒りっぽく、言葉がきつくなりがち。

[仕事] WORK

シャープな判断力を生かした、経営者や政治家、外科医、法律家、税理士などの仕事が適している。

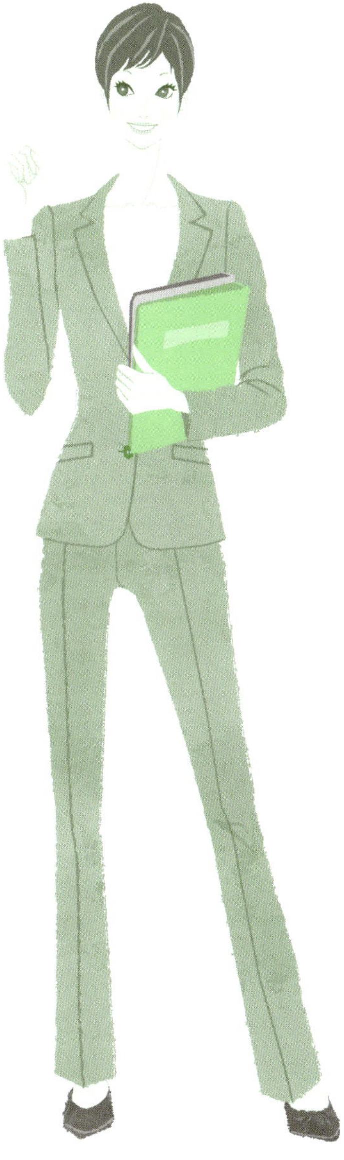

Advice

時間は10〜14時と22〜2時、季節は晩夏〜秋、年齢は25〜55歳ごろにエネルギーバランスがくずれやすいので注意。

カパタイプ

地と水のエネルギーを備えるカパの人。
重さや遅さ、冷たさなどの特質をもつカパタイプの傾向を探りましょう。

ゆるぎない大地のように安定した心をもつ

地のエネルギーをもつカパの人は、慈愛に満ちた献身的な心をもち、大地のように穏やかで寛大な性格です。持久力があるので、着実にものごとを成し遂げられる持続力と信頼性の高さが魅力。お金を貯めることも得意です。ただし、カパが増えすぎると、思考が鈍くなったり、活動する意欲がなくなって抑うつ状態になりやすくなったり、引っ込み思案になったりするので、注意しましょう。

カパは構造の力をもつので、筋肉や臓器が発達しており、体格がよくグラマーな人が多いでしょう。地のもつ重さや遅さなどの性質で、少し食べただけでも太ったり、むくんだりします。痰や鼻水などが出やすく、アレルギー性鼻炎や鼻づまりに悩まされることもあるでしょう。

✻ カパを花にたとえると…

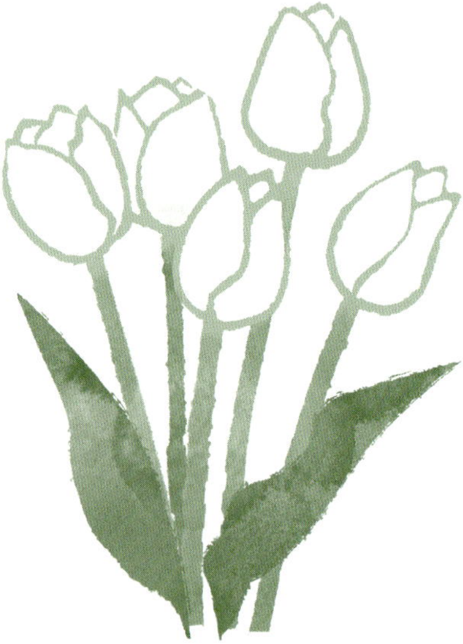

チューリップ

母のような安心感があるカパ。花にたとえるなら、大きな球根が大地に根づいた、誰からも好かれる春の花、チューリップでしょう。色は白がカパらしいです。

カパタイプの特徴

[体] BODY

丸顔に大きな目、長いまつ毛。体格がよく、太りやすい。体力、持久力がある。糖尿病、呼吸器疾患になりやすい。

[性格] CHARACTER

落ちついた心をもっている。慈愛に満ちていて献身的。辛抱強く着実。頑固で保守的。鈍感で大雑把な一面も。

[仕事] WORK

辛抱強さや優しさを生かした、看護師、管理者、料理家、建築家、カウンセラー、体を動かす仕事などが適している。

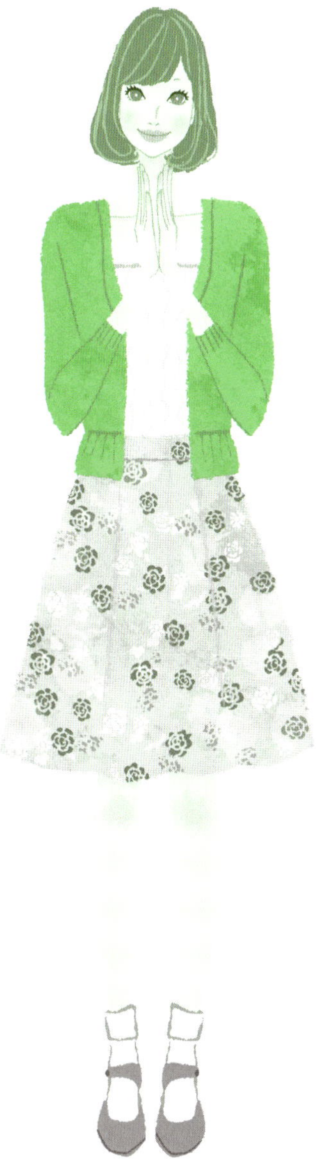

Advice

時間は6〜10時と18〜22時、季節は春、年齢は0〜25歳ごろにエネルギーのバランスがくずれやすいので注意。

複合タイプ

ヴァータ・ピッタタイプ

風の冷たさと火の熱さをあわせもつため、冷え性ながらも暑さには耐えられない人です。ピッタとヴァータに共通する、軽さという性質が強調されることに加え、熱と鋭さという火のエネルギーによる性質と、速さと活発さという風のエネルギーによる性質を発揮。分析力や想像力、実践力に優れ、直感も冴えています。

ただし、働きすぎたり情報に振りまわされたりすると、ヴァータが増える傾向に。ストレスを受けると、不安と怒りが交互に訪れます。とくに初秋に不調になりやすいでしょう。

ピッタ・カパタイプ

火による代謝の活発さと地のもつ頑強さを備え、暑さにも寒さにも強い丈夫な体をもっています。また、精神的にもうまくバランスを保つことができるので、あらゆる場所で成功する人が多いでしょう。しかし、自信過剰と自己満足に陥ることが多く、仲間が多くないという傾向もあります。

火と地に共通する油性や湿性という特徴のため、炎症や肥満を引き起こしやすいタイプです。とくに、梅雨や台風の時期は体調をくずしやすいので、注意しましょう。

多くの場合、あてはまるタイプはひとつではなく混ざり合っています。
それぞれの長所と短所を兼ね備えた場合の傾向を見てみましょう。

ヴァータ・カパタイプ

水と風に共通する冷たさの性質が際立ち、心も体も冷たさに弱いタイプ。体は冷たく乾燥していて、体重が変動しやすいのが特徴です。平和主義な反面、火のエネルギーが少ないため、怒りの感情を我慢してしまう傾向があります。風と地という相反するエネルギーをあわせもつため、すばやさの中にも落ちつきと着実さがありますが、人から統一感がないように思われることも。

病気では、気管支炎や鼻炎、冷え性や便秘になりやすく、とくに初春に体調をくずすことが多いので注意しましょう。

ヴァータ・ピッタ・カパタイプ

心身ともに、それぞれの性質のよさを表現できる珍しいタイプで、それぞれのタイプの特徴を均等にあわせもっています。あるときは風のもつ軽やかさと発想の豊かさ、そしてあるときは火特有の鋭い知性や柔軟性を発揮。またあるときには、水のもつ持久力の高さや地のもつ慈愛の深さを表すことができます。

ただし、バランスがくずれると、すべてのマイナス面が現れるという欠点も。病気はしにくいですが、すべてのタイプで紹介した病気に注意が必要です。

Special Column

理想のパートナーでわかる！

あなたが大切にしたい性質

あなたが今どの性質を大切にしたいと考えているのかを
理想の異性のパートナーから探ってみましょう。

あなたの理想にあてはまる異性のタイプに ✔をつけてください。

- □ 束縛せず、自由を奪わない人（Ⓐ）
- □ 男らしく引っぱっていってくれる人（Ⓑ）
- □ 優しく、穏やかな性格の人（Ⓒ）
- □ 機転がきく人、想像力が豊かな人（Ⓐ）
- □ 情熱的でチャレンジ精神が旺盛な人（Ⓑ）
- □ 家庭的で、家族を一番に考える人（Ⓒ）
- □ 旅行など、出かけることが好きな人（Ⓐ）
- □ リーダーの素質があり、社会的地位が高い人（Ⓑ）
- □ 辛抱強く、着実にものごとをこなす人（Ⓒ）
- □ どちらかというとスリムな体形の人（Ⓐ）
- □ 行動や会話に無駄がない人（Ⓑ）
- □ のんびりしていて、比較的体格がよい人（Ⓒ）

✻ 診断の仕方

チェックしたアルファベットが多いものが、あなたが求めるタイプです。詳細は次のページへ。

Ⓐがいちばん多い人…ヴァータ ▶▶ 37ページ

Ⓑがいちばん多い人…ピッタ ▶▶ 38ページ

Ⓒがいちばん多い人…カパ ▶▶ 39ページ

Aが多かった人は…

ヴァータを大切にしたいと考えています

束縛が苦手で、自分も相手も自由でありたいと考える

束縛されたくない、自由を奪われたくない、と考えているあなた。パートナーには、ノリがよくて会話が弾み、フットワークが軽いタイプを求めています。それは、自分の中にあるヴァータ性、風の力をおさえられたくない、という潜在的な意識によるもの。

ヴァータのよい面である「俊敏で快活」「想像力が豊か」などの性質を味方につけ、伸ばしていけるような環境に身をおきましょう。ただし、ヴァータが過剰になると衝動的になりやすいので、勢いで行動しないよう、注意して。

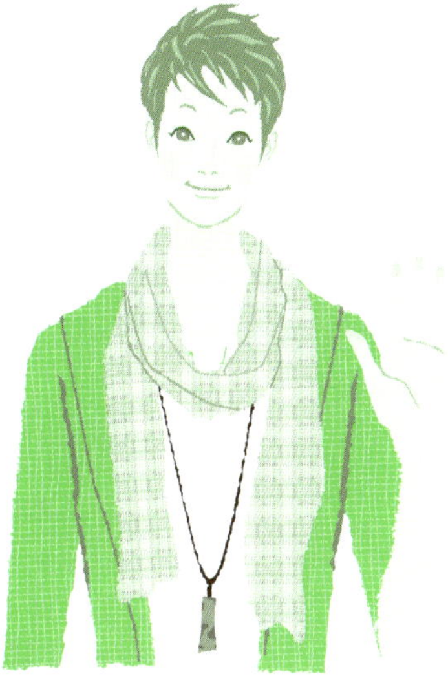

恋に効くアーユルヴェーダ

冷えや乾燥は、ヴァータの過剰を招きます。デートでは、甘味や酸味のある食べものを食べて、気持ちを落ちつけるとよいでしょう。

こんなことに注意！

このタイプの男性は、気持ちが変わりやすく、デートでも行き当たりばったり、待ち合わせに遅れたりしがち。「今が楽しければいいや！」と衝動的に行動しやすいので、うまくリードして。

Bが多かった人は…

ピッタを大切にしたいと考えています

情熱的で知的な異性を好み 自らも社会的地位を求める

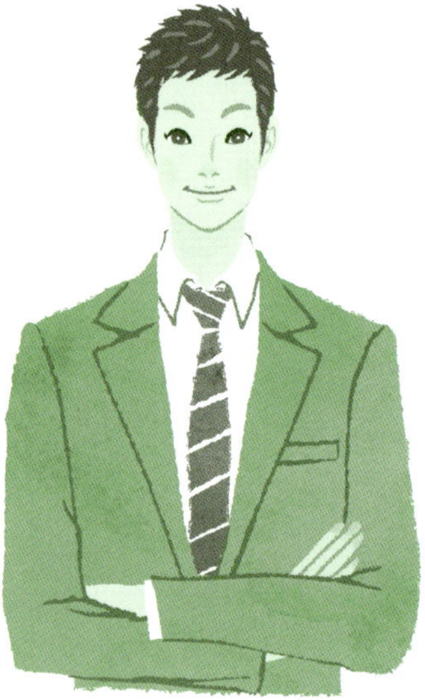

　男らしく引っぱっていってほしい、と考えているあなた。パートナーには、しっかりもので物知り、情熱的でリーダーの素質がある、社会的地位が高い人を求めます。そんなあなたは、自分の中にあるピッタ性、火の力を大切にしたい、と考えているのでしょう。

　ピッタの「知的で情熱的」「勇気がある」という性質を、うまく味方につけましょう。ただし「華やかに生きたい」「人生で成功したい」という思いが強すぎて、強引になったり、暴走してしまったりする傾向があるので注意して。

こんなことに注意！

このタイプの男性は、完璧主義で強引なところがあるので、あなたのピッタ性が強いと衝突してしまうかも。また、火の力が過剰になると「暑い」など些細なことでイライラすることもあります。

恋に効く アーユルヴェーダ

プライドが高い男性が多いので、間違いを厳しく指摘するのはNG。熱を冷ますために、生野菜や果物を一緒に食べるとよいでしょう。

Ⓒが多かった人は…

カパを大切にしたいと考えています

穏やかで優しく
包容力のある人を必要とする

なによりも優しく、家庭を第一に考えてほしいというあなた。パートナーには、包容力があり穏やかで、一緒にいると安心感がある異性を求めています。そんなあなたは、自分の中にあるカパ性、地の力を伸ばしていきたい、と考えているのでしょう。

あなたは、根がとても家庭的。カパの「穏やか」「慈愛に満ちて献身的」という性質を大切にしましょう。ただし、地と水のエネルギーが強くなりすぎると、なかなか恋愛に火がつかなかったり、積極的になれなかったりします。

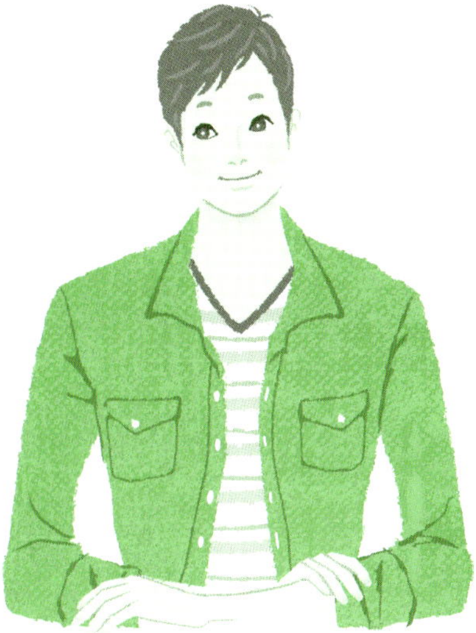

こんなことに注意！

このタイプの男性は、気持ちを表現するのが苦手なので、ヤキモキしてしまうことも。また、生活に変化が起こることを嫌うので、おもしろみに欠けるかも。積極的にデートに誘ってみて。

恋に効く アーユルヴェーダ

あなたのカパ性が強いと、恋愛に発展しづらいかも。辛いものを一緒に食べて火の力を高めて。デート前に熱めのシャワーを浴びると◎。

アーユルヴェーダで見る1日の流れ

1日の中の時間帯によって、優勢になる性質やエネルギーは移り変わっていきます。１日のリズムを意識しながら過ごしましょう。

時間帯によって影響を受ける性質が変わる

アーユルヴェーダでは、１日のエネルギーのリズムを知って、メリハリのある日々を送ることが大切だと考えます。

カパが優勢な朝は、地と水のエネルギーにより、みずみずしく穏やかな時間帯。ですが、カパが強すぎると動きが減速されて体が重くなります。昼はピッタのエネルギーが強くなり、新陳代謝がアップ。夕方にかけてヴァータが増えると、風のエネルギーの影響を受け活動的になります。

その後は、静かな夜のカパの時間、成長ホルモンの分泌が活発になる夜中のピッタの時間、瞑想に向く早朝のヴァータの時間と、同じサイクルがくり返されます。

Column

月を愛でて心を潤す日本の夜

日本には、古くから月を愛でる文化がありました。月は水のエネルギーの影響が強く、見る人の心に潤いを与えます。月を見ることで、穏やかで潤いのあるものの見方を育んだのでしょう。

実際に、日本女性は、奥ゆかしく内助の功で夫を助けるカパの性質をもつ人が多いという特徴があります。

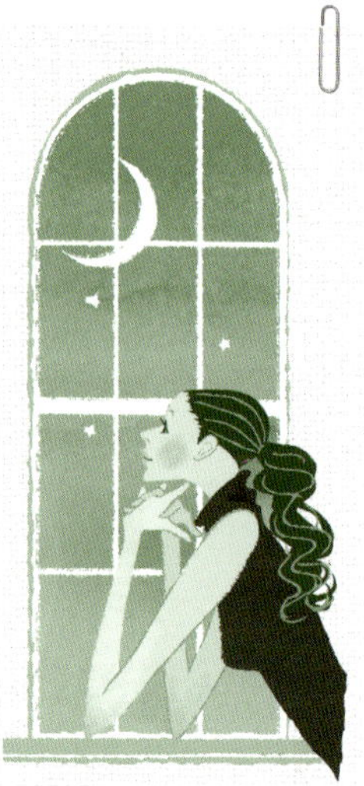

1日の性質やエネルギーの移り変わり

1日24時間の中には、3つの性質とエネルギーが移り変わるサイクルがあります。

日中のピッタ
攻撃的な火と水の特徴が現れ、イライラしがち。行動的で頭脳的になる時間。
朝のカパ
地と水の緩慢さから、体が重く眠気がとれにくい。気分が憂うつになり食欲もない。
10：00
14：00
日中のヴァータ
風と空のもつ不規則性から、発作的な行動やまとまりのない思考に翻弄されることも。
ピッタ
カパ
ヴァータ
6：00
18：00
ヴァータ
カパ
早朝のヴァータ
風と空の影響を受けて気持ちが落ちつかなくなり、眠りが浅くなる目覚めのとき。
ピッタ
夜のカパ
水と地のエネルギーにより、心身ともにペースダウン。眠りへと向かっていく時間帯。
26：00
(2：00)
22：00
夜中のピッタ
火と水のエネルギーで代謝と変換が行われる。熟睡し、美肌をつくる時間帯。

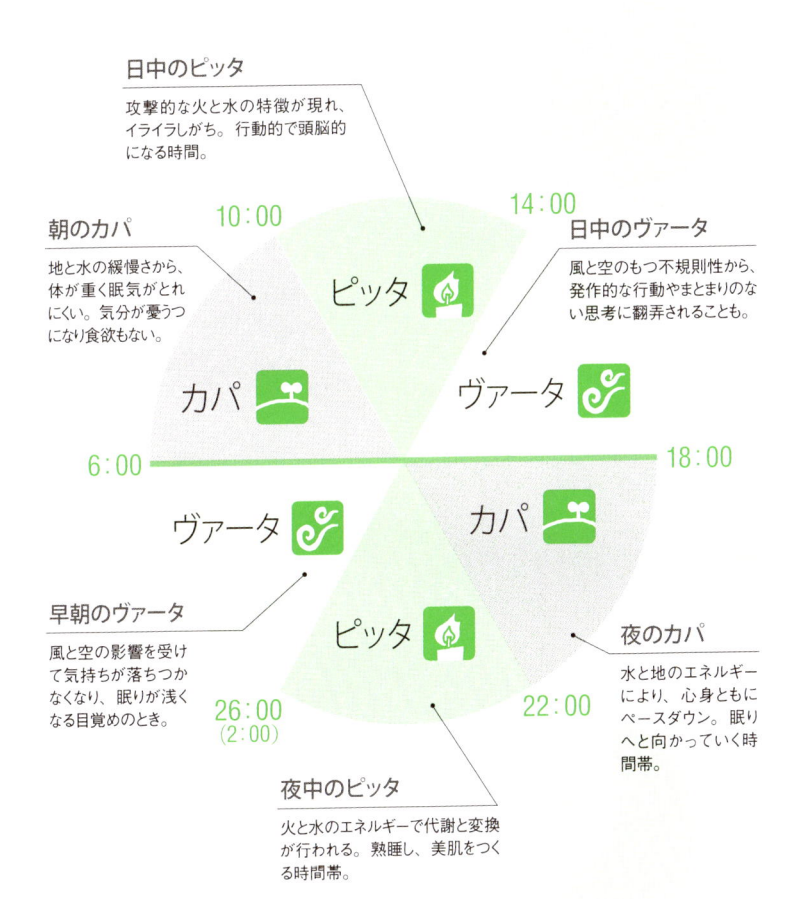

アーユルヴェーダで見る季節の影響

季節が心身に与える影響を知り、
上手にバランスをとるためのライフスタイルを実践しましょう。

季節のサイクルに応じ ライフスタイルを調整する

地、水、火、風、空の５つのエネルギーの働きは、季節の変化にも関わります。季節による働き方の法則を理解すれば、その時期の不調をのり切ることができます。

たとえば、冬の間の食べすぎや運動不足で増えたカパが溶け出る春は、水分の分泌過剰による花粉症などが起こります。夏の高温多湿でピッタが増えると、火と水の性質により、下痢や食欲低下などの不調が。ヴァータが増える秋から冬は、風の影響で乾燥性皮膚炎や腰痛になりやすいため、保湿と保温を心がける必要があります。

このように、変化に応じてライフスタイルを調整し、うまく均衡を保ちましょう。

季節による性質やエネルギーの移り変わり

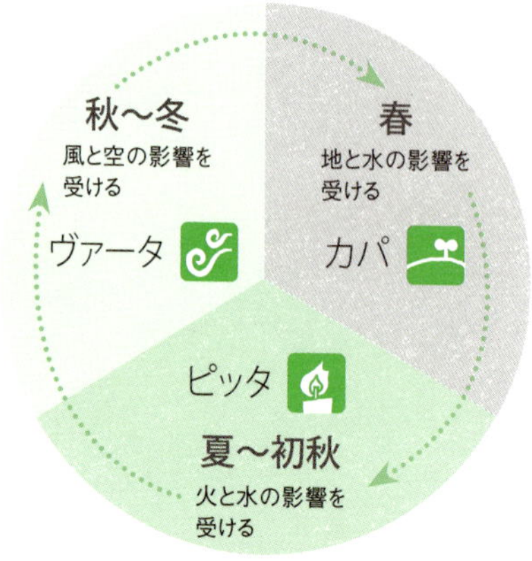
秋〜冬
風と空の影響を受ける
ヴァータ
春
地と水の影響を受ける
カパ
ピッタ
夏〜初秋
火と水の影響を受ける

1年を大きく3つに分けると、各性質とエネルギーが優勢になる時期は左図のようになります。影響を与える性質が変化する季節の変わり目は、体調をくずしやすいので注意が必要です。

春 固まっていた地と水が活動をはじめる

(2月中旬~5月下旬)

冬に積もった雪が溶け、大地がぬかるんで植物が芽吹きはじめる春は、水と地のエネルギーをもつカパの季節。だるさが抜けず眠気がとれにくいことがあります。

重さが助長される理由のひとつは、冬の間に油分の多いものを食べすぎ、カパが蓄積されることだと考えられるでしょう。

起こりやすい不調

- 鼻の不調(鼻炎や花粉症)
- 胸部の不調(気管支炎)
- リンパ節の不調

梅雨 水のエネルギーが蓄積され重さやだるさがあらわれる

(6月初旬~7月中旬)

雨が続き、じめじめと湿った日が多い梅雨は、すべての性質のバランスがくずれやすい時期。とくに、雨によって水のエネルギーが過剰になり、体が重だるくなったり、消化不良になったりします。

春の間に汗をかくような運動を心がけて水のエネルギーを減らせば、梅雨の不調を緩和できます。

起こりやすい不調

- 鼻の不調(鼻炎)
- 胸部の不調
- 全身のだるさ
- 消化不良

夏　火のエネルギーが高まり体力を消耗しやすい

（7月中旬～9月上旬）

火と水のエネルギーが強くなるピッタの季節。火のエネルギーが代謝を促進するため、体力を消耗し、疲れやすくなります。

暑いからといって、体を冷やしすぎたり、冷たいものを飲みすぎたりすると、水が増えすぎて消化の火を減らし、食欲が落ちる原因になるので注意して。

起こりやすい不調

- 腹部の不調
- 消化器系の疾患
- 皮膚の疾患

秋　気候が変化しやすく気持ちも不安定になりがち

（9月中旬～11月中旬）

厳しい暑さから解放される秋は、ピッタの影響を受けながら、ヴァータの働きも出はじめます。風と空のエネルギーで、情緒不安定になることも。

秋は、風邪にかかりやすい時期です。これは夏に増えたピッタが、体内に溜まることが原因。体を温め、適度に汗をかきましょう。

起こりやすい不調

- 腹部の不調
- 大腸の不調（下痢）
- 骨盤周辺の不調
- 精神的な不調（不眠、抑うつ）

冬 カパの蓄積による心身の不調に注意する

（11月中旬～2月初旬）

空気が冷たくなり、乾燥が強くなる冬は、ヴァータの影響を受ける季節です。消化力が高まって食欲が旺盛になりますが、食べすぎると地と水のエネルギーが増えすぎてしまうことも。

カパが過剰になると、これから迎える春のだるさや鼻炎などの原因になるので注意が必要です。

起こりやすい不調

- 下腹部の不調（便秘）
- 末梢部の不調
- 腰の不調
- 肌の乾燥

Column

日本ならではの習慣とアーユルヴェーダ

日本の習慣においても、アーユルヴェーダで考えると、じつに理にかなっていることがあります。

その代表例が、冬の食卓の風物詩、お鍋です。ひとつの鍋を囲んで家族や仲間が集うことは、散りがちなヴァータを鎮め、孤独や不安感を落ちつけます。また、お鍋の湯気には、乾燥したヴァータを潤す効果があるのです。

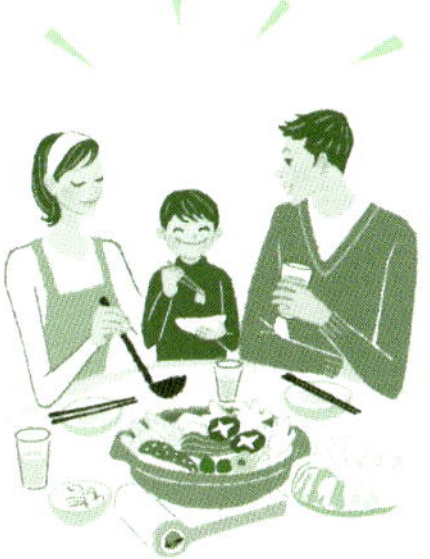

アーユルヴェーダで見る環境の影響

晴れの日と雨の日、そして、都会で過ごす日と自然の中で過ごす日。
心と体にどのような影響を与えるのでしょうか。

環境のもつエネルギーが心身に影響を与える

私たちの心と体は、知らず知らずのうちに環境からの影響を受けています。それは、環境のもつ温度や湿度、過密度などは、地、水、火、風、空の５つの自然エネルギーのバランスを大きく左右するから。天気が変わったり、気候の違う土地に行ったりすると気分や体調が変わるのは、そのためです。

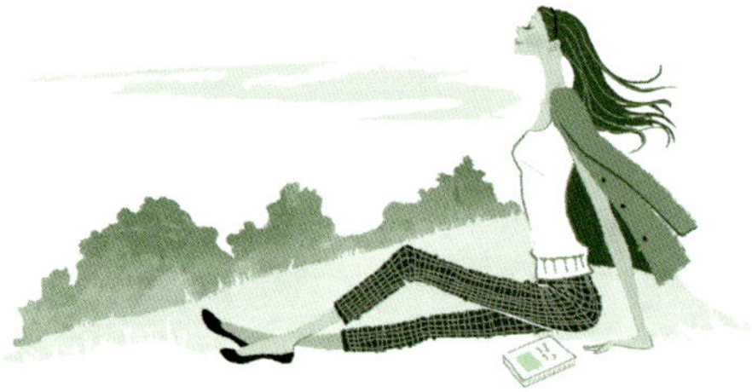

天候による影響

晴れの日

よく晴れて空っ風が吹く冬の日などは、ヴァータが増加します。風によって、気持ちがやや焦りやすくなるため、つい小走りになりがち。また、冷えやすく、肌が乾燥しやすいので、しっかりケアをしましょう。

雨の日

雨の日は、水のエネルギーが強くなります。とくに春の雨は、カパの性質が引き出されやすいうえに、水の力が助長されがちです。体が重だるくなったり、気持ちが浮かなくなったりしやすいでしょう。

土地による影響

都会など、人やものが多いところ

アスファルトが広がる都会は、地のエネルギーがもつ「安定感」という性質がアスファルトによって覆い隠されてしまうため、不安な気持ちになりやすいです。その結果、忍耐力に欠けたり、殺伐とした気持ちになりやすかったり、言いようのない孤独感を抱えやすかったりします。ヴァータの過剰によってソワソワと気持ちが落ちつかないことも多く、飛び交う情報に振りまわされて、ぐったりしてしまう、なんてことも。

また、人が多すぎることから、言い争いなども起こりやすくなります。なかでも、朝のラッシュアワーはその代表例。たくさんの人が電車に詰め込まれていると、むんむんとした空気の中で、火と水の性質が強くなっていきます。その結果、イライラとした気持ちが交差しやすくなるのです。

自然が多いところ

地、水、火、風、空、すべてのエネルギーが満ちている自然の中での生活は、心身のバランスを調えてくれます。たとえば、畑作業で土に触れることで、地のエネルギーを受けとることができますし、水辺を歩けば水のエネルギー、太陽の光を浴びれば火のエネルギーを感じることができるでしょう。広々とした空間で心地よいそよ風にあたれば、空と風のエネルギーもとり入れることができます。

このように、自然環境はつねに変化しながら、絶妙なバランスですべての性質を備えています。日々の忙しさでぐったりしてしまったときは、ぜひ自然が豊かな場所へ出かけてみましょう。5つのエネルギーを感じることで、感情の振れ幅が少なくなり、毎日をイキイキと、穏やかな気持ちで過ごすことができるようになります。

Column

年齢によって心身に影響する性質が変わる

時間帯や季節だけでなく、年齢によっても心身に影響を与えるエネルギーのバランスは変わります。体の構造をつくる若年期はカパの地と水、活動的になる青壮年期ではピッタの火と水、体が縮み乾燥してくる高齢期ではヴァータの風のエネルギーが優勢。年齢に合わせたライフスタイルを送りましょう。

年齢による性質やエネルギーの移り変わり

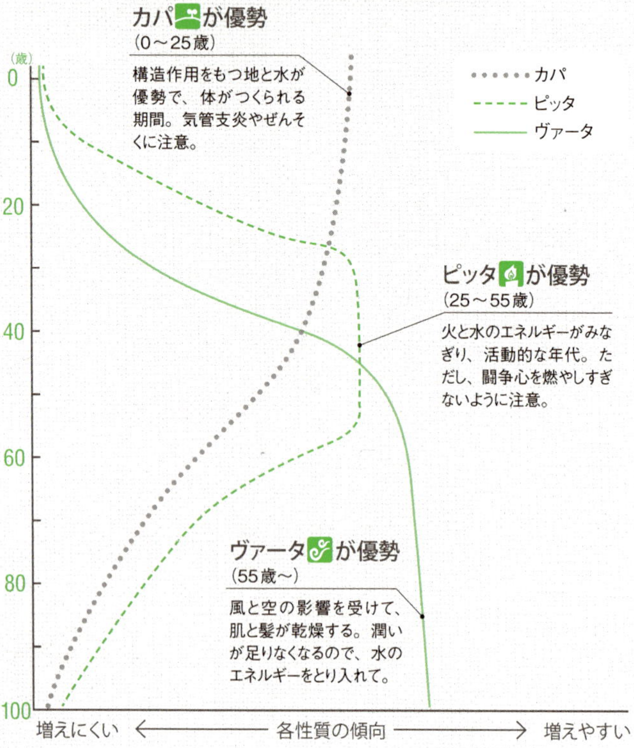

カパが優勢
（0～25歳）
構造作用をもつ地と水が優勢で、体がつくられる期間。気管支炎やぜんそくに注意。
カパ
ピッタ
ヴァータ
（歳）
0
20
40
60
80
100
ピッタが優勢
（25～55歳）
火と水のエネルギーがみなぎり、活動的な年代。ただし、闘争心を燃やしすぎないように注意。
ヴァータが優勢
（55歳～）
風と空の影響を受けて、肌と髪が乾燥する。潤いが足りなくなるので、水のエネルギーをとり入れて。
増えにくい
各性質の傾向
増えやすい

PART 2

アーユルヴェーダと毎日の食事

心と体のバランスをとり、本来の自分のよさを引き出そうとするアーユルヴェーダ。食べもののバランスや食べ方も、心身に影響を与えます。食事が心と体に与える作用を知り、自分のタイプ（ヴァータ、ピッタ、カパ）に合った食生活を送りましょう。

毒を溜めない食事10のポイント

体にとって毒となる未消化物（アーマ）の発生を防ぎ、毎日を気持ちよく過ごすための食事の10のポイントを紹介します。

1 自分にとってベストな食生活を知る

食事の内容やベストな摂取量には個人差があります。心と体が喜ぶように、自分のお腹の調子に合わせながら食事をとりましょう。

2 腹八分目にする

食事量は腹八分目を意識し、胃の中に「空」のスペースをつくりましょう。食べすぎは、未消化物（アーマ）が発生する原因に。

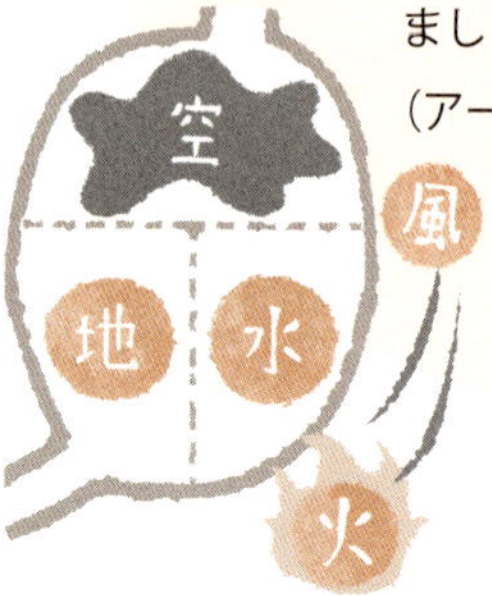

3

6つの味を バランスよくとる

6つの味（甘・酸・塩・辛・苦・渋）をバランスよくとりましょう。それぞれの味がもつ作用を知ることも大切です（→54ページ）。

4

規則正しい時間に 食事をとる

毎日、できるだけ決まった時間に食事をとりましょう。そうすることで体に一定のリズムが刻まれ、消化がスムーズになります。

5

よくかんで食べる

1口あたり、30回程度はかむようにしましょう。早食いや丸飲みは、未消化物（アーマ）が発生する原因になります。

6 楽しみながら食事をとる

食事は、感謝しながら「おいしい」と食べることが大切。怒りや悲しみなど、マイナスの感情をもたず、楽しく食べましょう。

7 旬のものをいただく

環境と体は密接な関係にあります。自分が住んでいる場所に近いところで採れた、旬のものをいただきましょう（身《しん》土《ど》不《ふ》二《じ》）。

8 食べる時間ごとに食事量を調整する

太陽の力と消化力には、密接なつながりがあります。消化力に合わせ、昼食はしっかりと、夕食は軽めにとるよう心がけましょう。

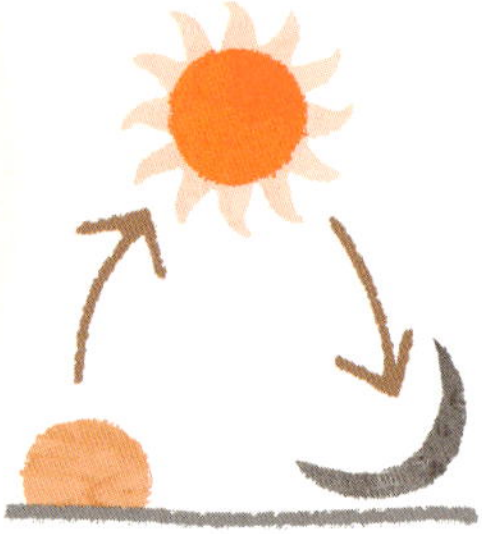

9 自分に合った調理法を選ぶ

体内のエネルギーのバランスをとるために、時間帯や季節に合わせて、焼く、炒める、蒸すなど、調理法を選びましょう。

10 食べものの性質を理解する

食べものがもつ性質や作用をよく知り、心や体にどう影響するのかを考慮して、そのときの自分に合った食材を選びましょう。

Column

毒を増やす食べ方に注意！

毒を増やしやすい食べ方は、あなたのタイプによって変わります。
自分のタイプを知り、以下の食べ方はなるべく避けるようにしましょう。

ヴァータ

- 消化力を考慮せず、生ものや冷たいものを食べる
- 渋いお茶やコーヒーなど、苦味や渋味のある刺激物を食べすぎる
- シリアルやクラッカーなど、乾燥した硬いものを食べすぎる

ピッタ

- 唐辛子などの辛い刺激物を多くとる
- 肉や魚、酸っぱいものや塩味の強いものを多くとる
- 人のうわさや悪口を言いながら食べる

カパ

- 昼食後に昼寝をしたり、だらだらと食べ続けたりする
- 甘味、塩味、酸味ばかりを好んで食べる
- 冷たいもの、揚げもの、果物を多く摂取する

6味・6属性で食事を考える

アーユルヴェーダの食事法では、食べものの心と体への作用を表す
6味と6属性を意識して、バランスよく食事をとることが大切です。

6種類の味と属性をチェックしながら食事をとる

アーユルヴェーダでは、すべての食べものが甘味、酸味、塩味、辛味、苦味、渋味の6種の「味(ラサ)」と、重性、軽性、油性、乾性、熱性、冷性の6種の「属性」に分けられると考えます。それぞれの味と属性は、心や体にさまざまな影響を与えます。

この作用をふまえ、自分の状態に合わせて6味・6属性を意識した食事をとることで、心身のバランスが調います。ヴァータやピッタ、カパを調整する食べものの作用を知りましょう(表参照)。

食べものの6味とその作用

味(ラサ)	持っている力(薬力源※1)	作用(※2) V	P	K	食べものや薬草の例
甘味	冷ます	↓	↓	↑	米、小麦、牛乳、砂糖、大麦、ココナッツ、かぼちゃの種子
酸味	温める	↓	↑	↑	酢、梅干し、チーズ、ヨーグルト
塩味	温める	↓	↑	↑	漬けもの、醤油、塩、昆布
辛味	温める	↑	↑	↓	しょうが、こしょう、わさび、唐辛子、香辛料
苦味	冷ます	↑	↓	↓	緑黄色野菜(ほうれん草など)、にがうり
渋味	冷ます	↑	↓	↓	豆類、渋柿、緑茶

※1 薬力源とは、体を温めたり(熱性)、冷ましたり(冷性)する作用のことを指します。
※2 作用の↑は増加、↓は減少を意味します。

食べものの6属性とその作用

属性	食べものの例	作用		
		V	P	K
重性	チーズ、ヨーグルト、小麦	↓	↓	↑
軽性	大麦、ほうれん草、コーン、りんご	↑	↑	↓
油性	乳製品、油、油性食品	↓	↓	↑
乾性	大麦、コーン、じゃがいも、豆類	↑	↑	↓
熱性	温度の高い飲食物、スパイス類	↓	↑	↓
冷性	冷たい飲食物、緑黄色野菜、きゅうりなどのうり類	↑	↓	↑

Column

日本の食材も6味・6属性に分類できる!

アーユルヴェーダというと、スパイスをたくさん使う、カレーなどのインド料理をイメージする人も多いでしょう。ですが、日本の食材にも、アーユルヴェーダの考えをとり入れることができます。

本書では左の表のように、梅干しや漬けものなどの日本食も、アーユルヴェーダにもとづき6つの味に分類しています。

タイプに合わせた食事法

アーユルヴェーダでは、タイプや体調別に食事のとり方を変えます。
ここでは、タイプ別の食べ方やおすすめの食材を紹介します。

自分の消化力に見合った食生活を

近年の欧米における肥満の研究では、肥満は遺伝子の型によってバナナ型、洋ナシ型、リンゴ型という3つのタイプに分けられることがわかってきました。それぞれに合ったダイエット法を知り、実践することで、効果的にやせる手助けになると考えられているのです。これは、個々の体質によって代謝量が異なるため、それに応じた生活指導が必要になるからです。

驚くべきことに、インドでは5000年以上前からこのような個人差に応じた治療が行われていました。それこそが、ヴァータ、ピッタ、カパの3つのタイプや、その日の体調に合わせてバランスをとっていく、アーユルヴェーダの食事法です。

これから紹介するタイプ別の食事法を心がけ、消化力に応じた食事をとりましょう。そうすることで、体内に毒を溜めず、病気になりにくい生活を送ることができます。

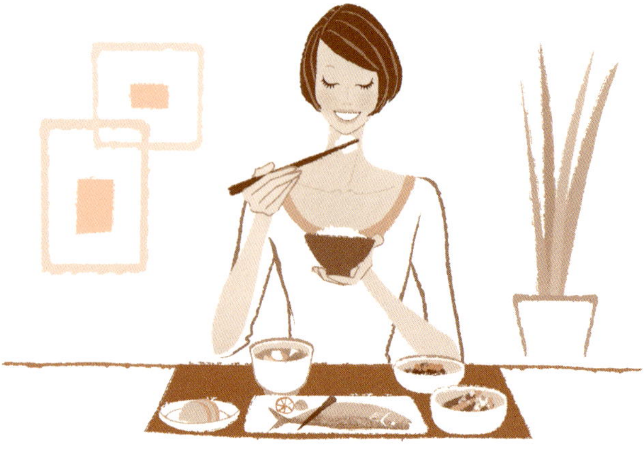

ヴァータタイプの人の食べ方

食べ歩きや
不規則な食生活に注意

ヴァータが過剰にならないような食生活を心がけます。つまり、風と空のエネルギーがもつ、動性、軽性、乾燥性などの性質とは反対の属性の食材、食事法を選ぶことがポイントです。

また、規則正しい時間に食事をとることも大切。食べ歩きや不規則な食生活は、風のエネルギーを受け、ヴァータを増やす原因に。よくかんでゆっくり食べることもヴァータを増やさないコツです。

冷性の食べものはヴァータを増やしてしまうので、必ず火を通し、温かいうちに食べます。また、ヴァータの人は消化力が弱いので、生ものは控えめに。カフェインなどの刺激物で体調をくずしやすいため、とりすぎに注意しましょう。

６味では、甘味、酸味、塩味のものがおすすめです。甘味は体が求めるエネルギーを補給し、酸味は消化を助け、塩味は体の保湿を助けます。

✻ 積極的にとりたい食べもの

【味(ラサ)と属性】

- 甘味、酸味、塩味
- 重く、温かく、適度な油分、湿り気のある食べもの

【食 材】

- やわらかく炊いた玄米
- 肉、ごま製品
- 適量のナッツ類、適度なスパイス、ギー（→ 157 ページ）
- 大豆、豆腐製品
- すべての油、白砂糖を除く甘味
- 熟した果汁の多い果物
- 白湯、氷抜きのフルーツジュース

✻ 控えたほうがよい食べもの

【味(ラサ)と属性】

- 渋味、辛味、苦味の多いもの

【食 材】

- 生野菜など生の食べもの
- 冷凍食品、冷たい食べもの
- コーヒーなど苦味のもの
- シリアル、ドライフルーツなど、乾燥した食べもの
- じゃがいも

✻ とり入れたい調理法

- 油で炒める
- 低温蒸し

ピッタタイプの人の食べ方

体を熱くする食べものをとりすぎないように

熱性、鋭性、微油性、動性など、火のエネルギーをもつタイプなので、熱い食べものや、辛いスパイスに注意しましょう。ピッタの人は体力や消化機能に優れ、代謝が活発。そのため食事の量が多くなりがちで、体重の増減が激しいこともあります。規則正しい食生活はもちろんのこと、量を控えめにすることも大切。また、イライラしているときに食事をしないよう心がけてください。

ピッタのバランスをとる食材の味は、甘味、苦味、渋味です。それらの味をもつ野菜や、果物がおすすめ。消化力が高いときは、生で食べるとピッタの熱性を抑えることができますが、冷たすぎるものは注意が必要です。

ピッタを増やしてしまう食材の味は、辛味、塩味、酸味です。塩分の多い食事はピッタを増やし、高血圧や湿疹を起こす可能性があるので、控えるようにします。

✻ 積極的にとりたい食べもの

【味(ラサ)と属性】

- 甘味、苦味、渋味
- 重い、冷たい、油性のある食品

【食材】

- 水、青汁、フルーツジュース
- 生野菜、果物、穀類、豆類、うり類
- ギー（→ 157 ページ）、オリーブ油
- 冷ます作用のある、コリアンダー（※）、フェンネルなどのハーブやスパイス
- 牛乳、バター、無塩チーズ
- 糖蜜とはちみつ以外の甘味
- 熟した果汁の多い果物

✻ 控えたほうがよい食べもの

【味(ラサ)と属性】

- 辛味、塩味、酸味

【食材】

- アルコール類全般
- 揚げもの、ヨーグルト
- 醤油、味噌、塩分のとりすぎ
- 卵、ナッツ類

✻ とり入れたい調理法

- 生のままいただく
- 低温蒸し

※コリアンダーには、有害ミネラルの除去作用もあります。

カパタイプの人の食べ方

体を重くする食べものは控えめにして

重性、冷性、油性、湿性という、地と水のエネルギーをもつカパの人は、それらの性質とは反対の食事を心がけましょう。火を通した温かい飲みものや食べものを中心に、少量で軽く、油分を抑えた食事が適しています。

夕食は温かい野菜スープなど、軽めにするとよいでしょう。夕食に限らず、体を温める食べものや、辛味の強いスパイスをきかせた食事がおすすめです。

とくに、冬から春にかけてのカパの時期は、カパを増やしてしまう甘味、酸味、塩味の食べものは少なめにしてください。また、唐辛子などのスパイスは体を温めるので、おすすめ。いっぽう、食後に水分をとりすぎるのはNGです。

カパの人は体格がよいものの、未消化物を溜めやすいので、間食は控えましょう。小食を心がけ、定期的にプチ断食をするなど、毒素を溜めないことが大切です。

✻ 積極的にとりたい食べもの

【味(ラサ)と属性】
- 辛味、苦味、渋味
- 軽く、熱い、乾燥した食品

【食材】
- 多種多様な温野菜、温かい食べもの
- 葉野菜、雑穀類
- スパイス、油分が少ないアーモンド油やコーン油

✻ 控えたほうがよい食べもの

【味(ラサ)と属性】
- 甘味、酸味、塩味

【食材】
- 揚げものなど、脂っぽい食べもの
- 乳製品、肉類全般、ナッツ類
- 果物、冷たいもの、冷凍食品
- 醤油、味噌、塩、ココナッツ油
- 砂糖類、卵

✻ とり入れたい調理法

- 焼く
- 低温蒸し

毒素を排出するプチ断食

季節の変わり目に体調をくずしがちな人には、断食がおすすめ。
体内の未消化物（アーマ）を排出し、健康な体になりましょう。

断食によって体内の未消化物(アーマ)を排出する

アーユルヴェーダでは、未消化物（アーマ）が体内に溜まると、心身のバランスがくずれると考えます。これを減らすための具体的な方法のひとつが、食を抜く＝断食。消化に費やしていた体の負担を軽くし、毒素を消化しやすくする方法です。

断食は、毒素が溜まりやすいとされる季節の変わり目に行うのがおすすめ。１年に２回、春と秋に行うとよいでしょう。本書で紹介する「プチ断食」なら、初心者でも気軽に挑戦できます(※)。

断食の方法❶

夜だけプチ断食

夕ごはんを1食抜く手軽な断食法

外食続きで胃がもたれているときや、なんとなく体が重いときは、夕ごはん１食だけを抜くプチ断食がおすすめ。消化器官を半日休ませることができます。

夜だけプチ断食は、１度行うだけでも効果がありますが、週に１回、曜日を決めて行うと、さらに効果を実感できます。

【夜だけプチ断食のポイント】

❶ 昼食は、いつも通りしっかりとります。ただし、胃に負担をかける肉類や揚げものは控えめに。

❷ 夜は、白湯(→64ページ)などの飲みものだけに。水分は、普段より多めにとりましょう。

❸ 消化器官だけでなく、体をしっかり休ませるために、早めの就寝を心がけましょう。

※妊娠中や、体が衰弱しているときなどは、必ず医師に相談してから行ってください。

断食の方法❷

週末プチ断食

丸1日食事を抜く効果の高い断食法

毒素が溜まりやすい時期におすすめなのが、週末のプチ断食です。体調がよくなる、美肌になる、便通の改善のほか、花粉症などその季節特有の不調を緩和する効果が期待できます。

実際に絶食をするのは２日目のみで、１日目と３日目は、それぞれ準備と回復にあてます。

【週末プチ断食の注意点】

❶ 断食中に体調が悪くなったり、異変を感じたりしたら、ただちに中止してください。

❷ 断食中は血圧が低下するので、激しい運動を避け、リラックスして過ごしましょう。

❸ 断食後に大量に食べると、胃に刺激を与える原因に。スープなど、消化がよいものをとりましょう。

週末プチ断食のやり方

全体で３日間かけて行います。２日目だけ絶食し、前後は適量を食べる断食法です。週末などにトライしてみてください。

	１日目 （例：金曜日）	２日目 （例：土曜日）	３日目 （例：日曜日）
朝	普通にとる	白湯を飲みながら断食	軽めにとる （スープなど）
昼	普通にとる	白湯を飲みながら断食	普通にとる
夜	８時までに軽めにとる（おかゆ、おじや、めん類。油分をとらず、おかずもなし）	白湯を飲みながら断食	普通にとる

タイプ別 プチ断食アドバイス

ヴァータタイプの人

体力の消耗に気をつけて行う

体力を消耗しやすいヴァータタイプの人には、断食を強くはおすすめできません。しかし現代人は、食事から有害なものが体内に入ってきたり、食べすぎたりしていることが多いので、食を見直すためには効果があります。完全に絶食するのがつらい人は、スープだけを飲む方法がおすすめです。

断食中は、風のエネルギーで体が冷えないように気をつけましょう。できれば携帯電話やテレビ、新聞などの情報を遠ざけます。とくに、耳から入る情報を断つようにして。静かなところで1日を過ごしましょう。

ピッタタイプの人

肌のトラブルや心のコントロールにも有効

お腹が無性に減ってよく食べてしまうピッタタイプの人にとって、食欲を抑えるのは苦痛になるかもしれません。しかし、断食は心のコントロールにも有効です。結果として、皮膚のトラブルや、胃腸の障害が改善することもあるので、ぜひ生活にとり入れてみましょう。

断食中は水分を十分に補給しましょう。お腹がすいてイライラしてしまうときには、マッサージなどで、体のケアをするとよいでしょう。人と口論したり、興奮したりすることは避けるようにしてください。

カパタイプの人

定期的に行うことで過剰なカパを減らせる

カパタイプの人は、重く、遅く、粘った地と水の性質が、体に長い間停滞してしまいがちなので、積極的に断食をとり入れましょう。それらを体の外に出すことで、過剰になったカパを減らし、本来の穏やかで安定した性質をとり戻すことができます。

断食中は、可能であれば朝早く起きて散歩をするなど、体を動かすように心がけてください。昼寝をせず、こまめに動くことで、より高いデトックス効果を得られます。また、サウナなどで汗をかくのも、過剰なカパを減らすためには有効です。

Column

季節の一品断食もおすすめ

季節ごとに、未消化物（アーマ）になりやすい食べものがあります。毒になりやすい食材を抜く「一品断食」で、季節の不調を緩和しましょう。

春　牛乳やチーズなどの乳製品を控える

カパが増えやすい季節。乳製品は脂質になりやすいので控え、山菜など苦みが強い食品をとって。火を通すとさらに◎。

夏　アーモンドなどのナッツ類を控える

ピッタが過剰になりやすい季節。ナッツ類は火と水の性質が強いので控え、体を冷やすうりなどを積極的にとりましょう。

秋　唐辛子などの辛いものを控える

ピッタとヴァータの影響を受ける季節。辛いものを控え、かわりにしょうがなどをとり、消化力を回復させましょう。

冬　コーヒーなどの苦いものを控える

ヴァータの影響を受け、苦みの強い食品で体調をくずしやすい季節。タンポポコーヒーなら、体を温め、潤してくれます。

Column

デトックスを促す「白湯《さゆ》」

沸騰させた水を冷ました白湯は、デトックス効果が高く「最強の毒出しドリンク」といわれます。毎日の生活に、白湯をとり入れましょう。

水と火の力で 未消化物（アーマ）を解毒する

体が重かったり、だるさを感じたりするときには、体に未消化物（アーマ）があり、心身の働きを鈍らせています。

そんなときは、白湯を飲みましょう。白湯とは、沸騰したお湯を80度くらいまで冷ましたもの。正しくつくった白湯には、地、水、火、風、空のすべてのエネルギーが詰まっています。白湯には、消化や代謝のエネルギーを高め、排泄をうながす働きがあるので、安全に未消化物（アーマ）を解毒できるのです。

白湯のつくり方

✻ 用意するもの

- 水

  軟水がよい。水は水素＋酸素（H_2O）。よって、水と空のエネルギーをもつ。

- 鉄瓶や土鍋

  沸騰させることで、火と風のエネルギーが増える。また、鉄瓶や土鍋を使うことで、地のエネルギーを得られる。

✻ つくり方

1. 鉄瓶や土鍋に水を入れ、火にかけて沸騰させる。
2. 80度くらいまで冷ましてから飲む。

※一度に飲む量はコップ1杯程度で、残りは保温ポットなどに入れておく。
※一度沸かした白湯は、沸かし直さないほうがよい。

PART 3

アーユルヴェーダでボディケア

アーユルヴェーダでは、体の中にヴァータ、ピッタ、カパの3つのゾーンがあると考えます。ここでは、性質に応じたゾーンを刺激するマッサージ法を解説。また、アーユルヴェーダ式のスキンケアやヘアケア、入浴法、ネイルケアも紹介します。

アーユルヴェーダ体の地図帳

アーユルヴェーダで見ると、体は性質ごとに３つのゾーンに分けることができます。ボディケアは、この性質を意識しながら行います。

体は3つのゾーンに分けられる

ヴァータ、ピッタ、カパという３つの性質には、それぞれ対応する体のゾーンがあります。アーユルヴェーダのボディケアは、対応するゾーンを刺激することで、過剰になってしまった性質のバランスを調えて不調を緩和します。

３つの性質のバランスを調えるためには、自分のタイプやその日の体調、季節、時間帯などに合わせてケアする箇所や方法を変えることが大切です。そうすることで、より効果的に心身に働きかけることができます。

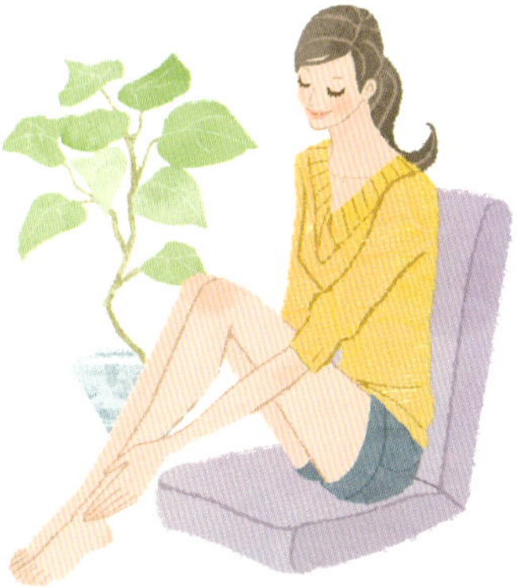

Column

3つのゾーンと「チャクラ」の関係

3つのゾーンは、体内の「チャクラ」に関係しています。チャクラとは、心身をつなぐ生命エネルギーのポイントのこと（→100ページ）。重要なチャクラは、体の中心線上にある7つで、第1チャクラから第5チャクラまでは、地、水、火、風、空の5つのエネルギーとリンクしています。

各チャクラがもつ本来のエネルギーのバランスが乱れると、心身の不調を招きます。ボディケアで不調の原因をとり除き、本来のエネルギーをとり戻しましょう。

3つの性質で見る体とてのひら

＊チャクラの詳細は、100ページへ。

✻ 全身のゾーン

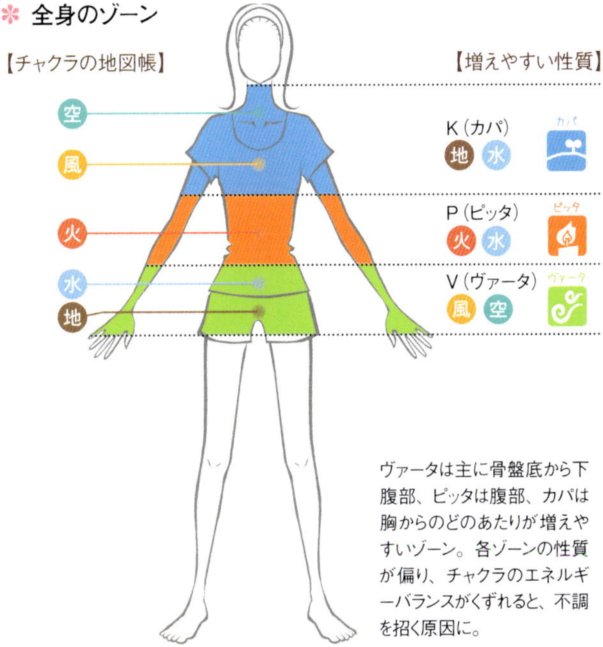
【チャクラの地図帳】
空
風
火
水
地
【増えやすい性質】
K（カパ）
地 水
カパ
P（ピッタ）
火 水
ピッタ
V（ヴァータ）
風 空
ヴァータ

ヴァータは主に骨盤底から下腹部、ピッタは腹部、カパは胸からのどのあたりが増えやすいゾーン。各ゾーンの性質が偏り、チャクラのエネルギーバランスがくずれると、不調を招く原因に。

✻ てのひらのゾーン

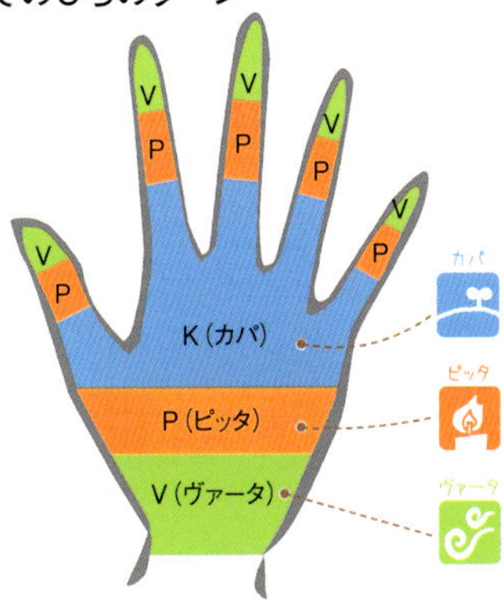
V
P
K（カパ）
P（ピッタ）
V（ヴァータ）
カパ
ピッタ
ヴァータ

手のつけ根から順に、ヴァータ、ピッタ、カパが増えやすいゾーン。また、指にもゾーンがある。

セルフマッサージのきほん

ヴァータ、ピッタ、カパの過剰を抑え、心と体のバランスを調える マッサージに挑戦しましょう。基本の押し方や手技を紹介します。

性質ごとに押し方や手技を変えると効果が高まる

ヴァータ、ピッタ、カパという３つの性質には、対応する体のゾーンがあり、それぞれ効果的なマッサージ方法も変わります。

ヴァータの過剰はてのひらで押す、ピッタは指で圧力をかけてもむ、カパはこぶしでたたくとよいでしょう。増えすぎてしまった各性質を抑えることができます。

Column

「空」の気持ちでマッサージする

アーユルヴェーダで考える五大元素のひとつ「空」は、「無」「ゼロ」に相当する状態です。マッサージを行う際には、あくせくしない、ゆとりをもつ、結果を求めず無心で行うなど、この「空」の気持ちを意識しましょう。

各性質を効果的に刺激する手の形

ゾーンを意識することに加え、手の形を変えて各性質にアプローチしましょう。

ヴァータ《ヴァータ》

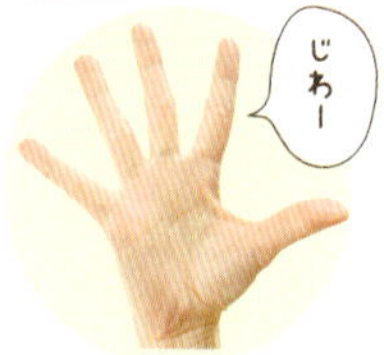

フワフワしたヴァータは、てのひら全体をつかってじわーっと刺激すると、落ちつく。

ピッタ《ピッタ》

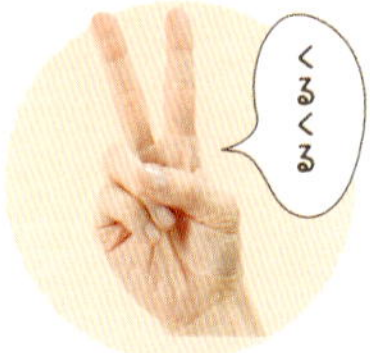

イライラしたピッタは、人差し指と中指でくるくると回すと、エネルギーを鎮静できる。

カ パ《カパ》

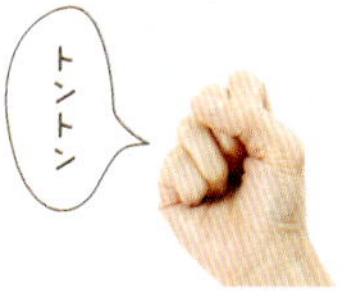

停滞しているカパは、こぶしなどでトントン刺激を与えると、エネルギーを活性化できる。

マッサージの基本手技

まずは、マッサージの基本となる4つの手技を覚えておきましょう。

さする

ヴァータ　ピッタ　カパ

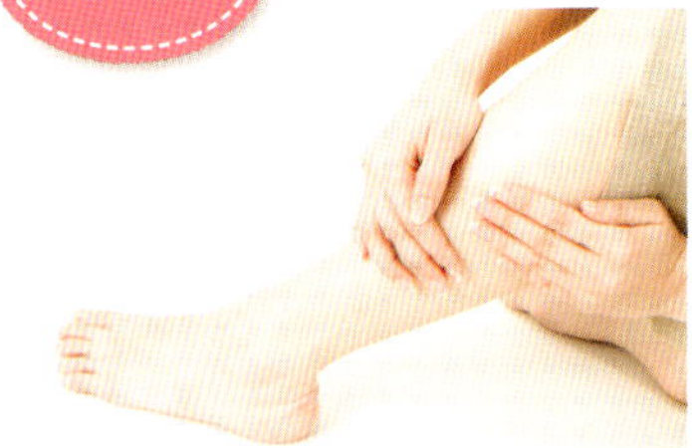

てのひらや指全体で圧をかける。リラックス効果があり、どの性質の刺激にも有効。

押す

ヴァータ

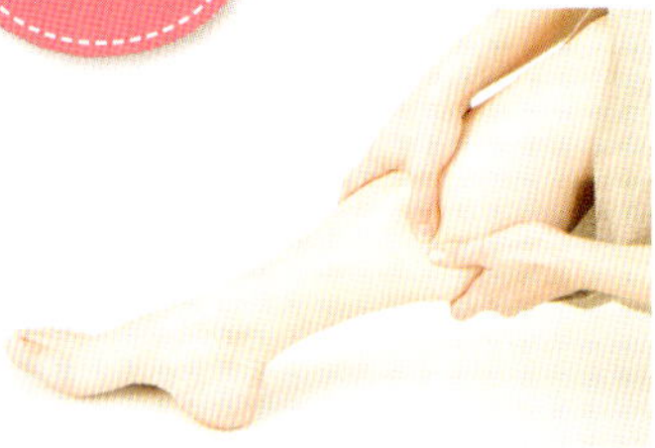

てのひらや指で圧力をかけながら、ゆっくり押す。ヴァータの刺激に効果的。

もむ

ピッタ

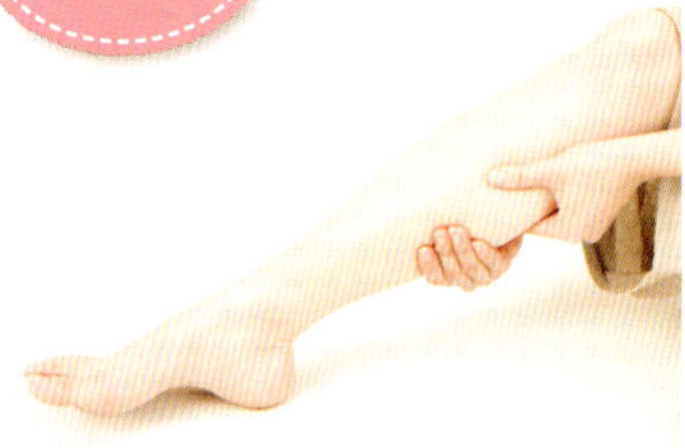

てのひらや指などを密着させ、圧力をかけながら行う。ピッタの過剰に効果的。

たたく

カパ

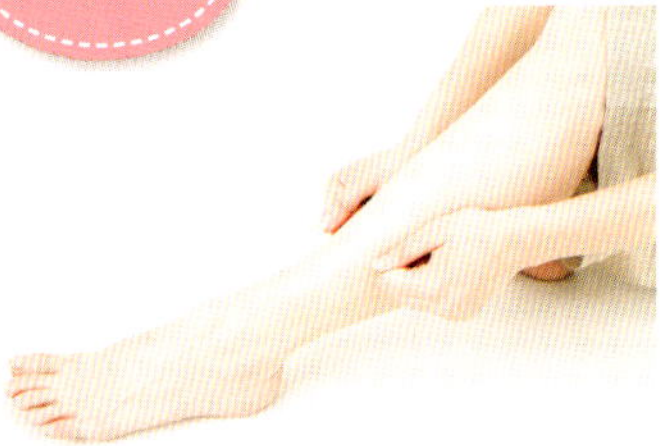

手やこぶしなどを使って、リズミカルに行う。軽くたたくことで、過剰なカパを減らせる。

セルフマッサージに挑戦

**アーユルヴェーダの考えにのっとった、セルフマッサージを紹介します。
3つのうちどの性質が増えているか、今の状態に合わせて工程を選んで。**

*ヴァータ、ピッタ、カパの各アイコンは、それぞれの性質のバランスを調えることを意味します。

頭

イライラする、集中できないなどのストレスは、頭皮にも影響を与えています。疲れた頭皮は、カチカチに固まってしまっていることも。リラックスを心がけ、今の状態に合わせて各工程を5回程度行いましょう。

ヴァータ

ヴァータを調える

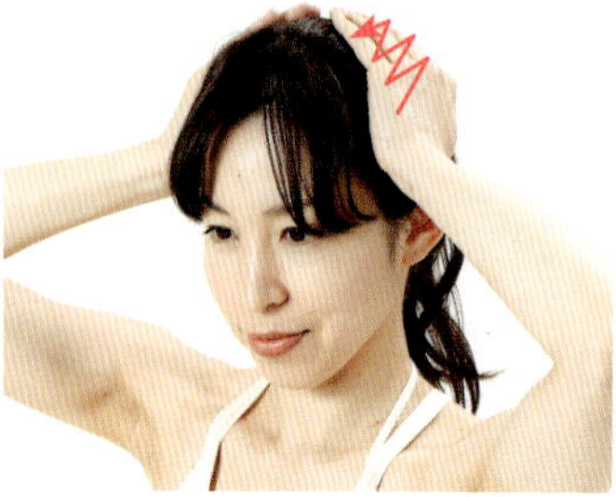

てのひらを使い、頭全体にじわーっと圧をかけて、押す。落ちつかない、焦ってしまうときに。

ピッタ

ピッタを調える

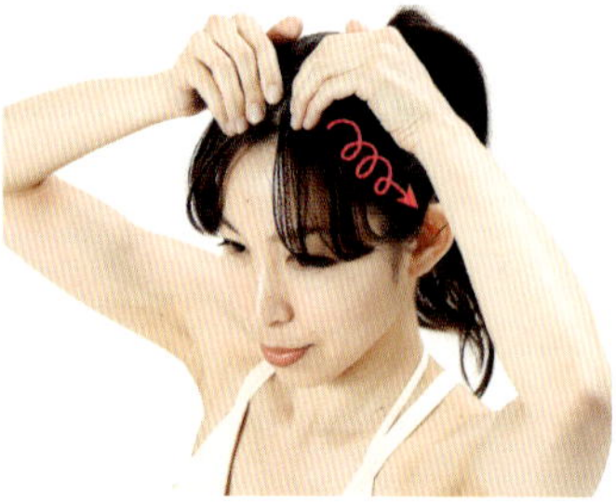

指の腹を使って適度な圧をかけながら、生え際からくるくると回す。イライラするときに。

カパ

カパを調える

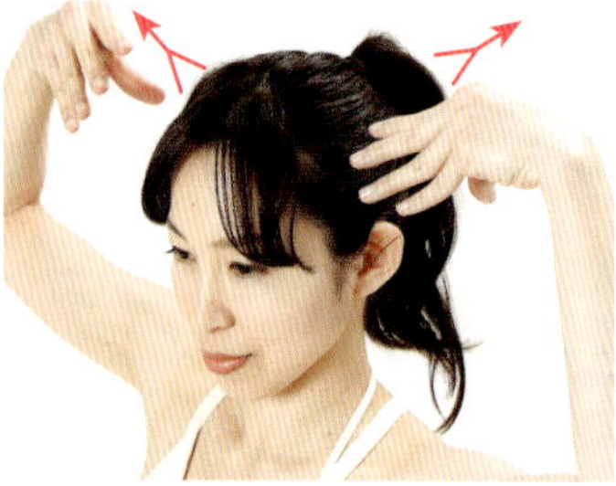

指の腹を使って頭皮をつかみ、リズミカルにトントンはじく。やる気が出ない、重だるいときに。

首

　肩こりは自覚しているのに、首のこりには気づいていない人もいます。筋肉を動かして刺激し、老廃物を流すことで、こり固まった首をリラックスさせましょう。各工程を５回ずつ行い、今の状態に合わせてツボを刺激しましょう。

1

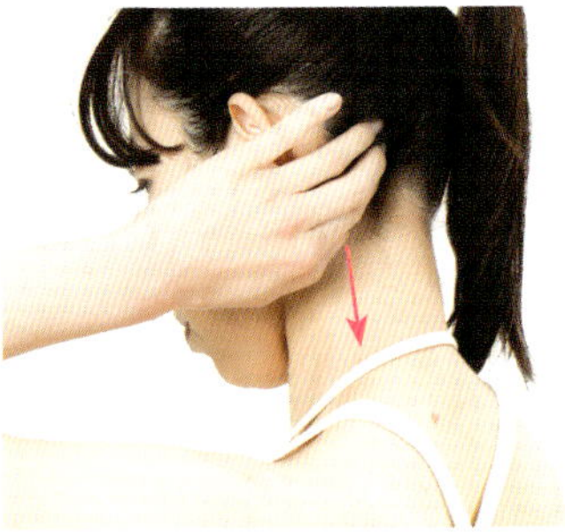

親指以外の４本の指の腹を使って、上から下へうなじを押し、刺激する。

2

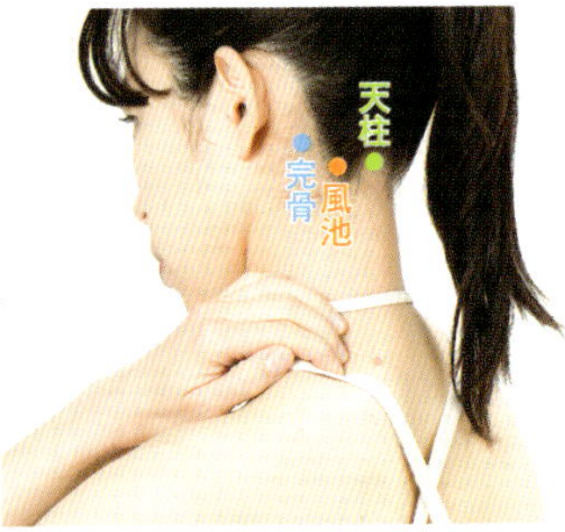

そのまま手を下ろし、首のつけ根をグッと押す。

増えている性質別
刺激したい POINT

自分のタイプや今の状態に合わせて、さらに下記のツボを押してみましょう。

ヴァータ
天柱（てんちゅう：首の中心から指ひとつ分外側）を中心に。

ピッタ
風池（ふうち：首の筋の外側にあるくぼみ）を中心に。

カパ
完骨（かんこつ：耳の後ろの骨の隣のくぼみ）を中心に。

顔

すべてのタイプの人におすすめのケアで、とくにむくみが気になるとき、顔がくすんで見えるときなどにとり入れたいマッサージ。洗顔後、乳液やクリームをつけた際に行うとよいでしょう。ヴァータ、ピッタ、カパのどの性質が増えている人も、各工程を5回ずつ行います。

1

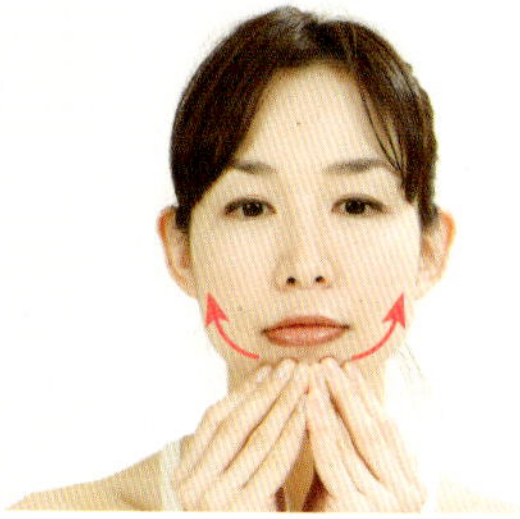

親指をあごの骨の下にあて、その他の指はあごにあてる。そのまま耳の下まで押す。

2

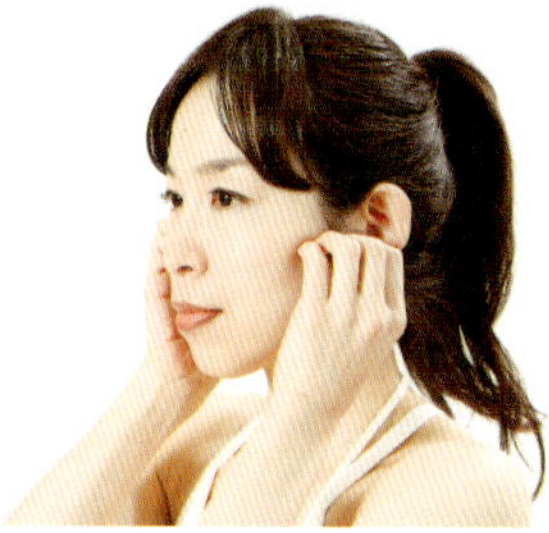

完骨（耳の後ろのツボ）を、親指でググッと押さえる。

3

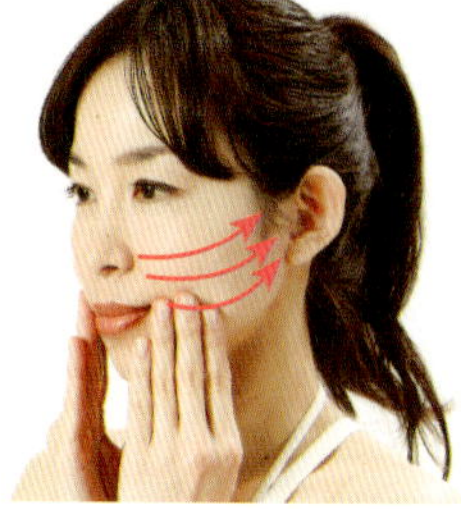

口角から顎関節の下、口角と小鼻の間から顎関節、小鼻の脇から顎関節の上をさする。

4

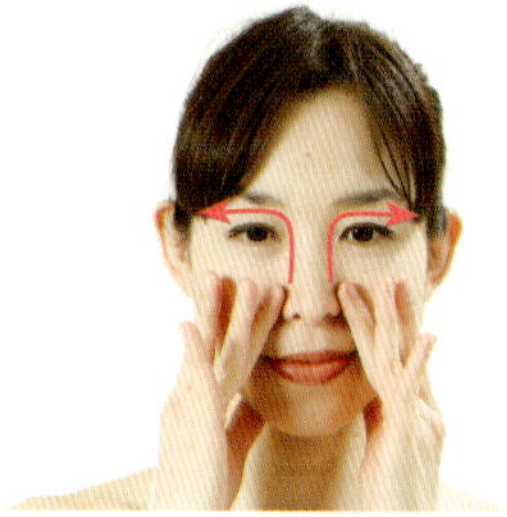

人差し指、中指、薬指で、小鼻の横から鼻筋、まゆの下、こめかみまでをさする。

5

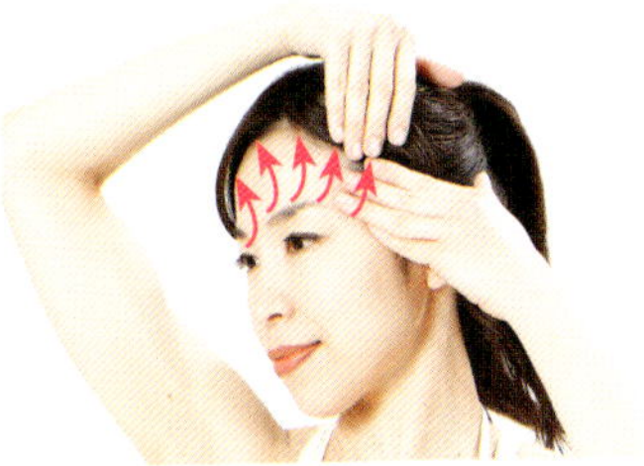

指の腹で目尻からこめかみ、まゆ上から頭皮と、皮膚を頭皮に押し込むようにさする。

6

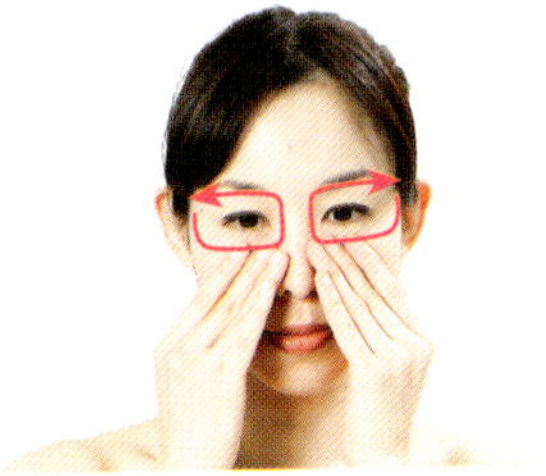

こめかみから目の下、鼻筋、まゆの下を通り、再度こめかみまでさする。

7

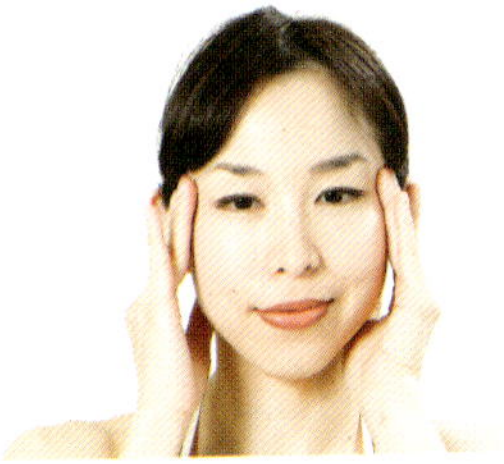

目尻をグッと生え際に向かって押し上げる。

8

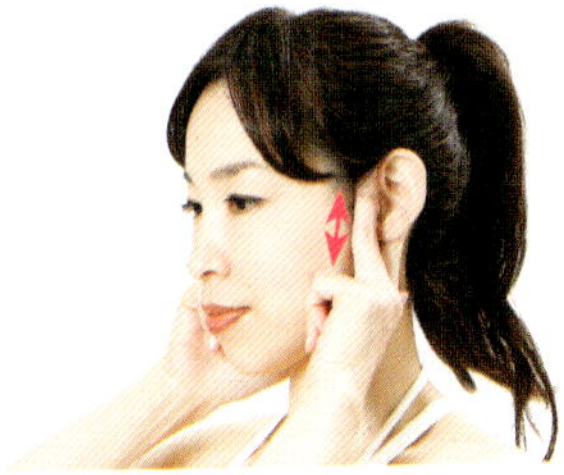

人差し指と中指で、耳を挟んで上下に動かす。

9

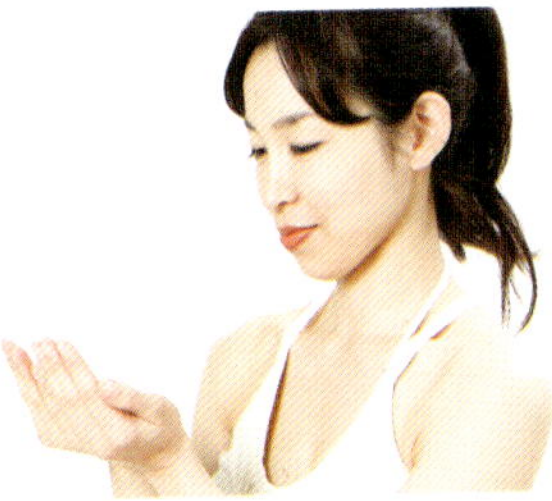

両手に美のエネルギーがあるとイメージする。

10

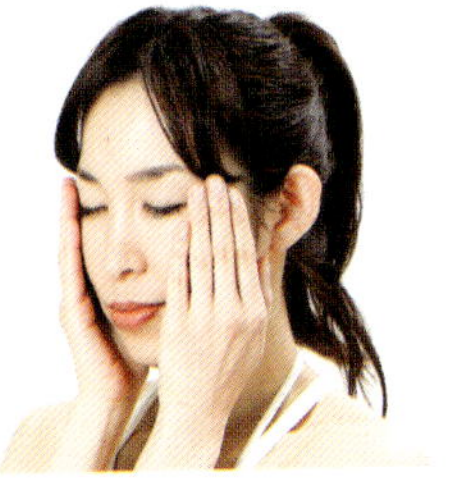

エネルギーをあてるように、両手で頬を包み込む。

肩

肩の筋肉を動かし、老廃物やリンパ液を流すことで、肩こりや肩こりからくる頭痛を解消します。工程①のあと、カパが多いときは②を、ヴァータとピッタが多いときは③を各5回程度行いましょう。

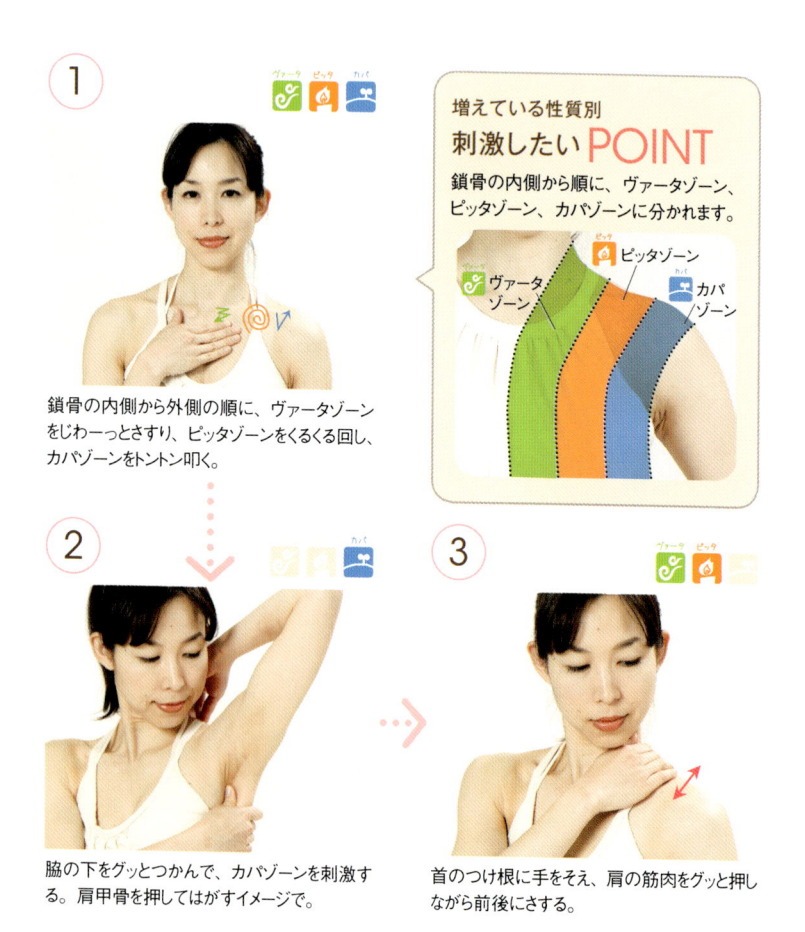

1

鎖骨の内側から外側の順に、ヴァータゾーンをじわーっとさすり、ピッタゾーンをくるくる回し、カパゾーンをトントン叩く。

増えている性質別
刺激したい POINT

鎖骨の内側から順に、ヴァータゾーン、ピッタゾーン、カパゾーンに分かれます。

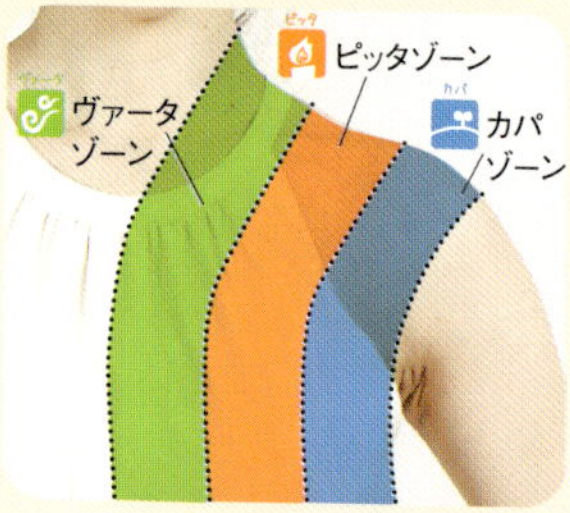

2

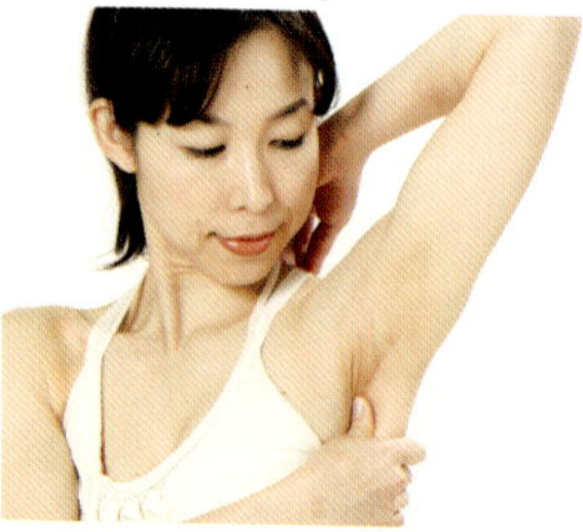

脇の下をグッとつかんで、カパゾーンを刺激する。肩甲骨を押してはがすイメージで。

3

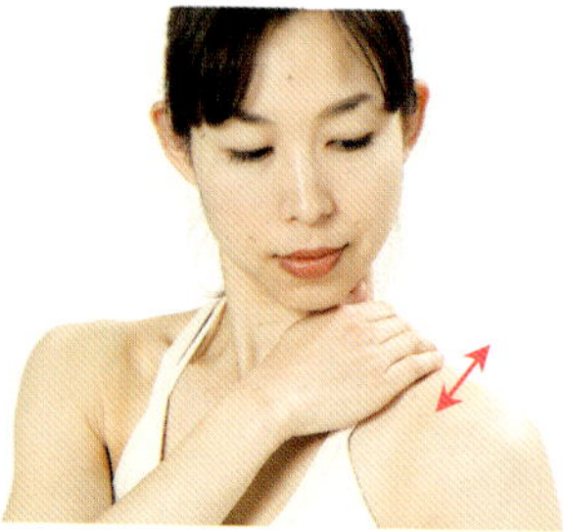

首のつけ根に手をそえ、肩の筋肉をグッと押しながら前後にさする。

腕

腕の末端まで刺激することで、むくみや冷えを解消するマッサージ法です。肩同様、腕がこっている人も多いので、定期的にもみほぐしましょう。自分の今の状態に合わせて、①～③の各工程を5回程度行います。

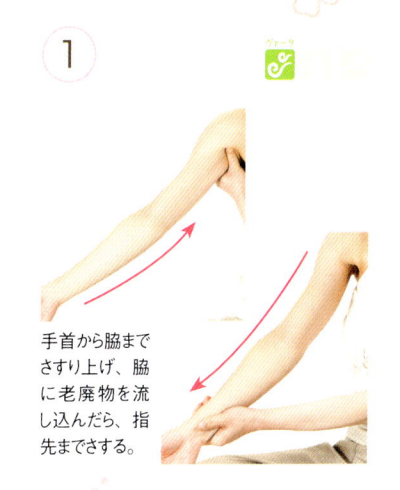

1

ヴァータ

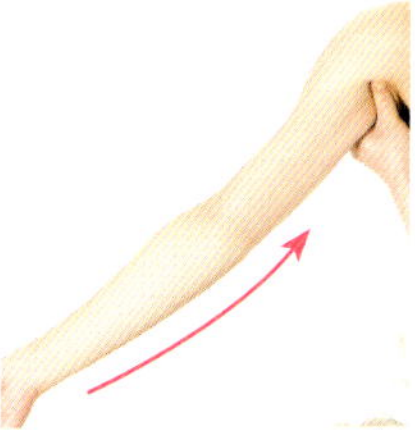
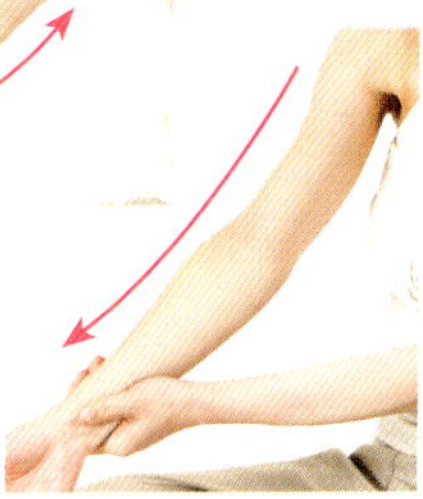

手首から脇までさすり上げ、脇に老廃物を流し込んだら、指先までさする。

2

ピッタ

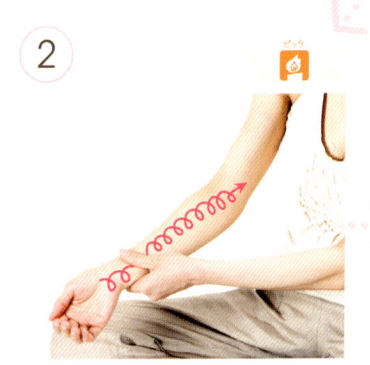

手首から脇まで腕の中心に指をあて、円を描くように刺激する。

3

カパ

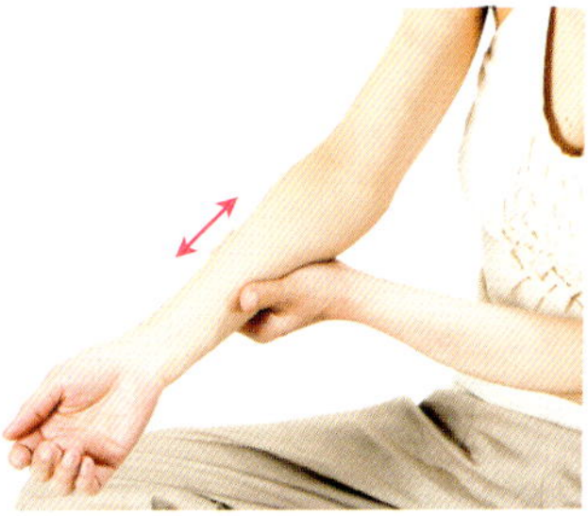

手首から脇まで、腕を親指と4本の指ではさみ上下にさする。

お腹 1

お腹への刺激は、便秘解消やシェイプアップに効果があります。便秘はデトックスのいちばんの敵。マッサージを習慣にして溜め込まないようにしましょう。自分の今の状態に合わせて、①〜④の各工程を5回程度行います。

1

ヴァータ

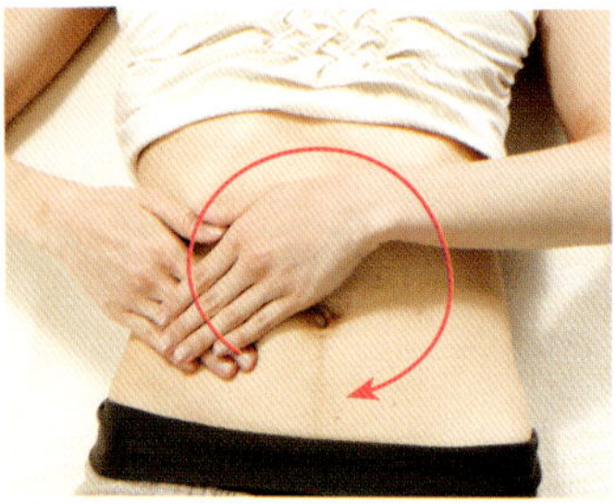

両手を重ね、おへそのまわりを時計まわりに円を描くように、強めにさする。

2

ピッタ

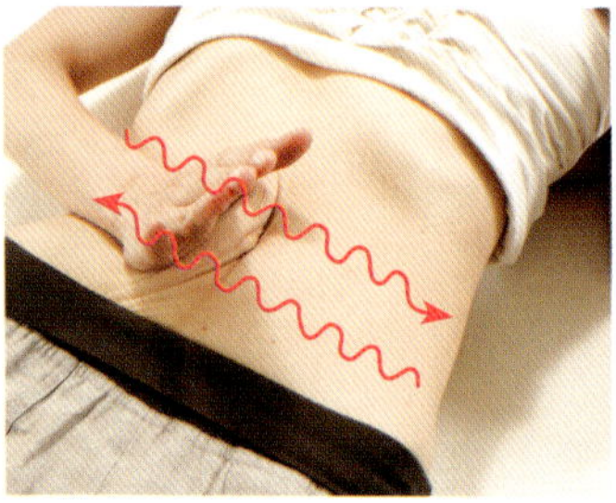

脇腹から脇腹へ、波を打つように左右交互に刺激する。

3

ピッタ

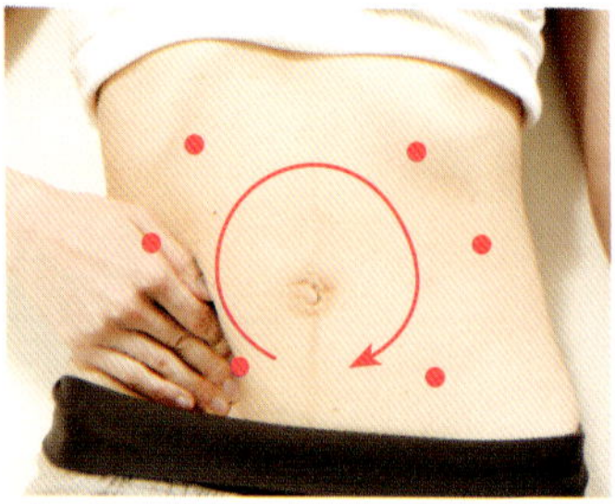

左下から時計まわりに、図の6か所を押す。

4

カパ

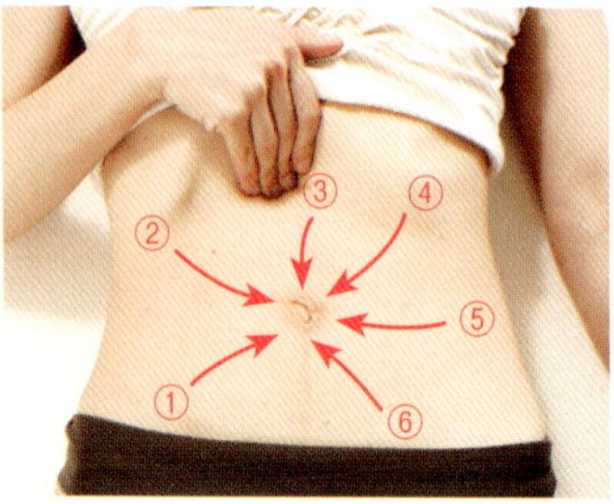

左下から時計まわりに、矢印のように6か所をおへそに向け強めに押す。

お腹②

背中や脇腹を刺激して、老廃物やリンパを流せば、さらにシェイプアップ効果が望めます。下腹部のヴァータゾーンは冷えやすいので、血行をよくしましょう。自分の今の状態に合わせて、①〜③の各工程を５回程度行います。

1

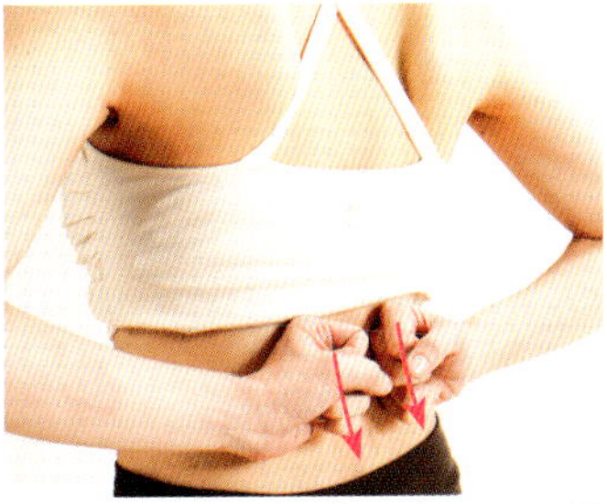

背骨の脇（ヴァータゾーン）を、握りこぶしで腰に向かってさする。

2

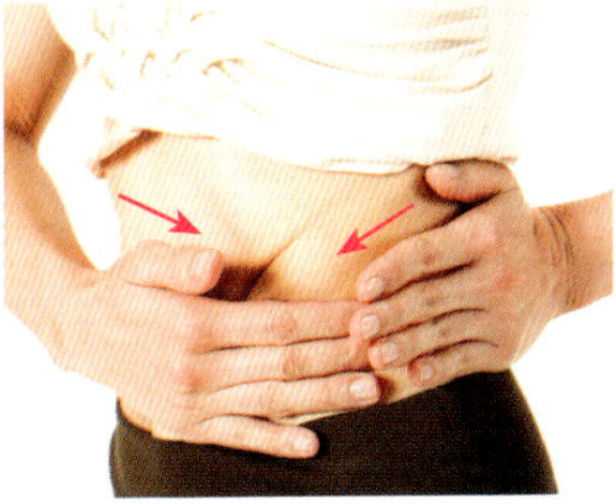

両手を交互に使い、強めの力で脇腹からおへそに向かってさする。反対側も同様に行う。

3

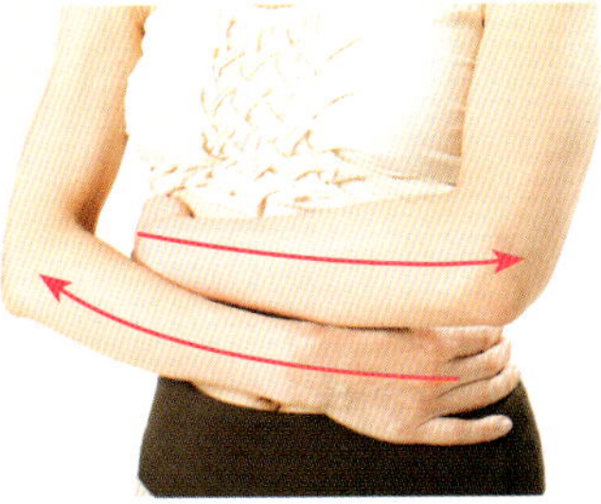

腕をクロスし、手を引きながらてのひら全体でお腹をさする。

手

今の状態に合わせて、てのひらにある３つのゾーンをもみほぐすことで、各性質のバランスを調えることができます。一連の流れは10分程度で行え、全身に効果があります。

※67ページの「てのひらのゾーン」も参考にして行いましょう。ハンドクリームなどですべりをよくして行うとより効果的です。

1

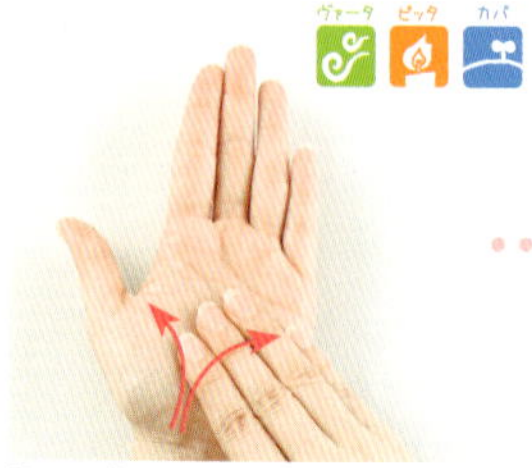

手のつけ根から指のつけ根まで、もう片方の手の４本の指をてのひら全体にすべらせる。

2

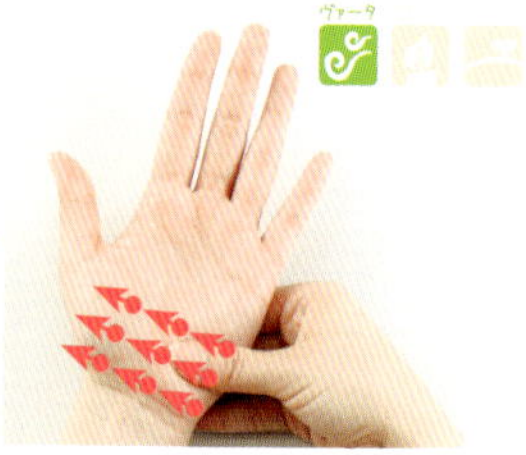

手のつけ根（腰や生殖器に影響する）を親指で刺激しながらすべらせる。

3

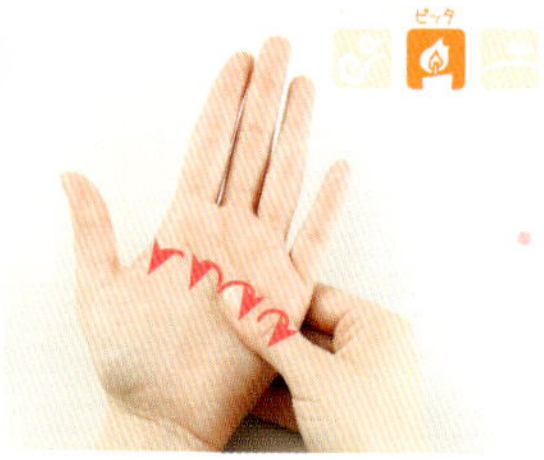

手の真ん中（消化器系に影響）を、外に向かって、半円を描くように押す。

4

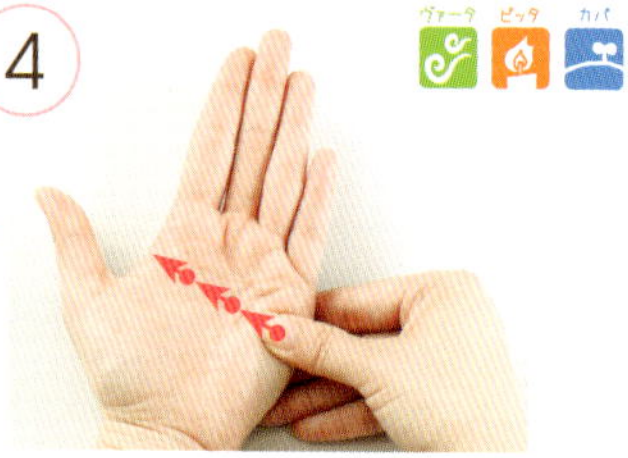

手の真ん中（神経の興奮を抑える）を、親指で刺激しながらすべらせる。

5

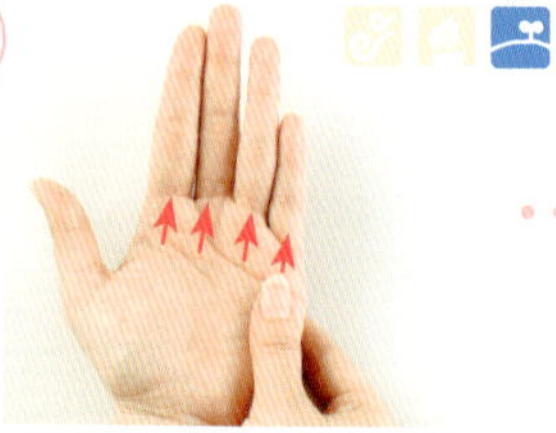

てのひらの上のほう、カパゾーン（呼吸器系に影響）を指のつけ根に向けて素早くさする。

6

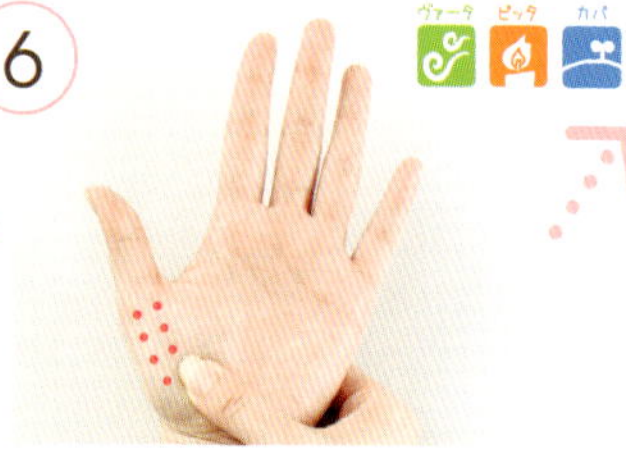

母指球筋（※）を手首側から親指のつけ根に向けて、痛気持ちいい程度にググッと押す。

※手の親指のつけ根にあるふくらみを構成している、4つの筋肉の総称。

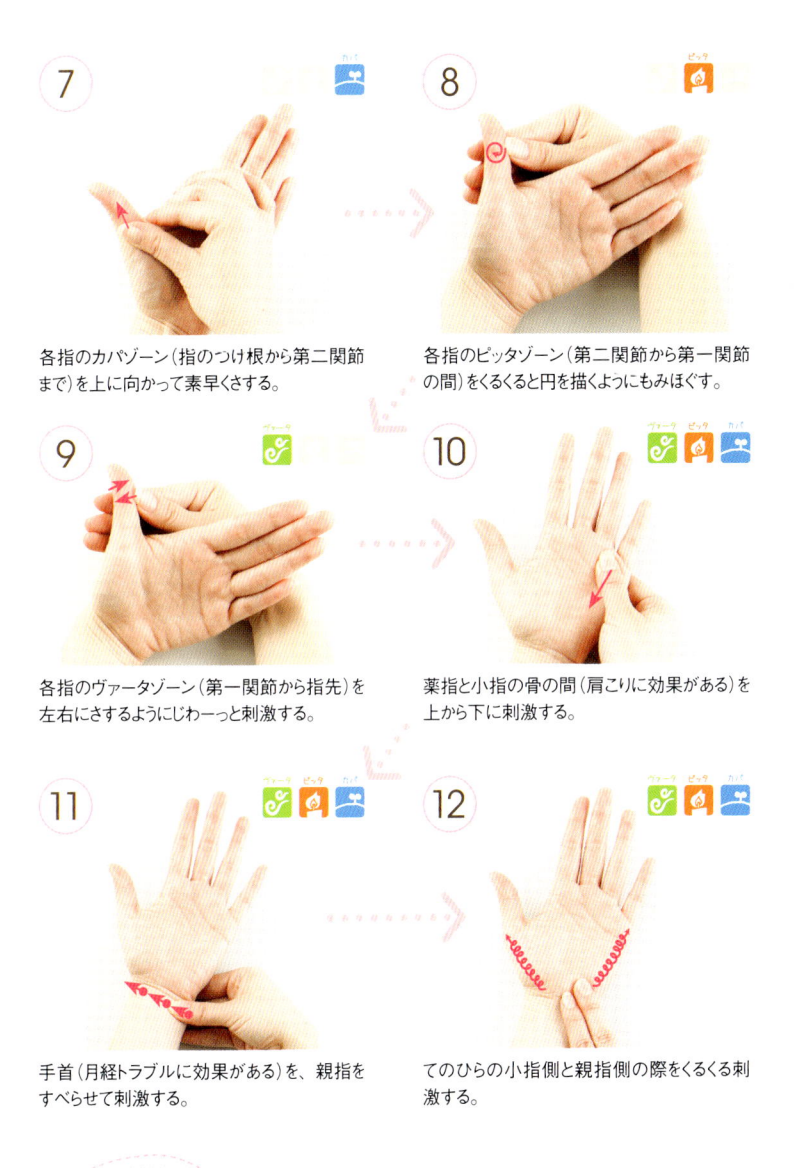

7

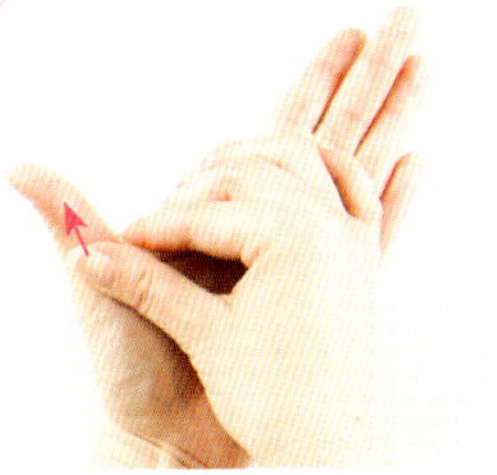

各指のカパゾーン（指のつけ根から第二関節まで）を上に向かって素早くさする。

8

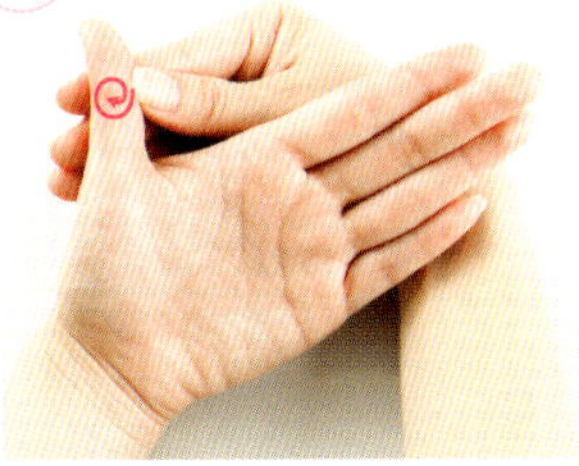

各指のピッタゾーン（第二関節から第一関節の間）をくるくると円を描くようにもみほぐす。

9

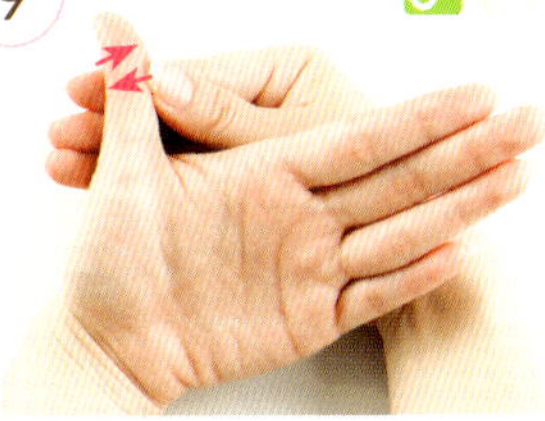

各指のヴァータゾーン（第一関節から指先）を左右にさするようにじわーっと刺激する。

10

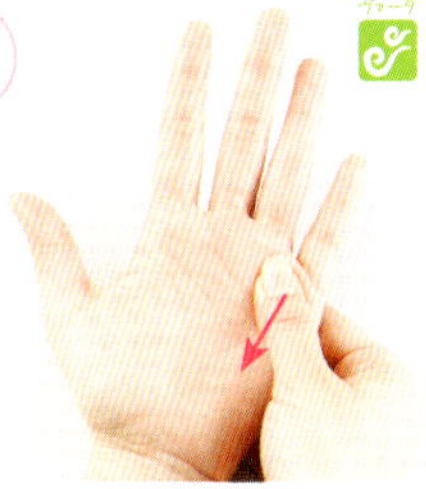

薬指と小指の骨の間（肩こりに効果がある）を上から下に刺激する。

11

手首（月経トラブルに効果がある）を、親指をすべらせて刺激する。

12

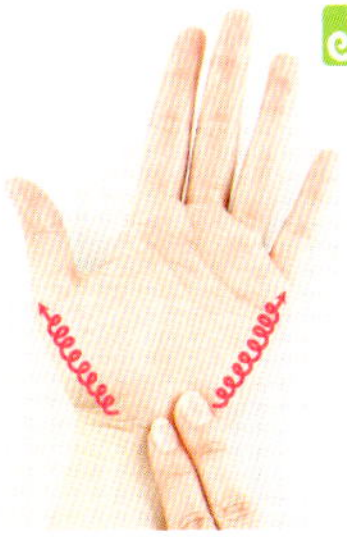

てのひらの小指側と親指側の際をくるくる刺激する。

FINISH!

ひと通り終わったら、手首や手を軽く振ります。
もう片方の手も同様に行いましょう。

足

足先が冷える、夕方になると足が疲れて張ってしまう……という悩みをもつヴァータタイプの女性は多いもの。そんなときは、足先から太ももまでマッサージをして、冷えとむくみを解消しましょう。各工程を5回程度行います。

1

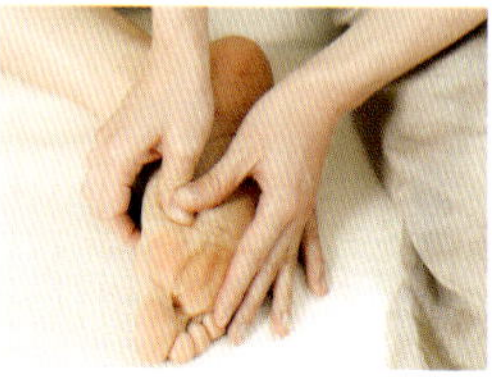

両手の親指を重ね、足の親指から土踏まずを、外側に開くようにじっくり押す。

2

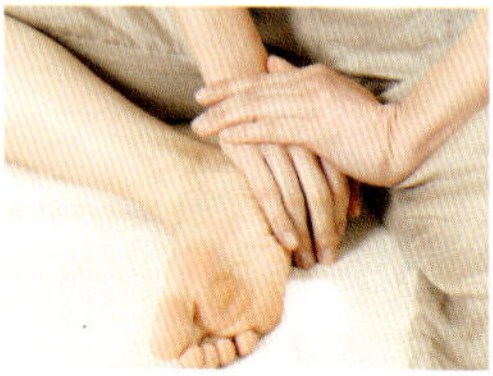

てのひらを使い、かかとの内側を中心に向けて押す。

3

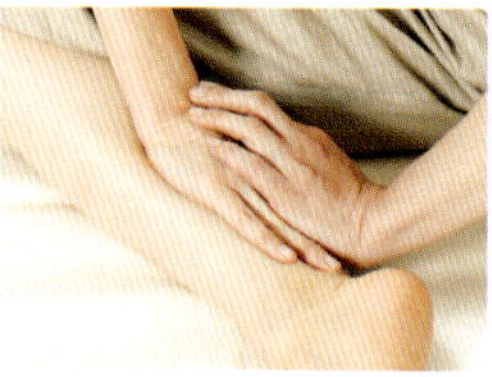

足の骨の際に沿って、ふくらはぎをてのひらで押す。

4

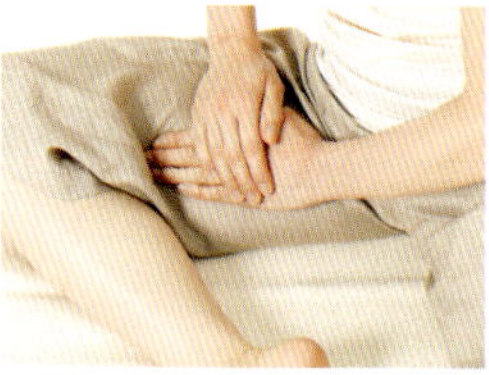

内ももを中心に向けて押し、足のつけ根も押す。反対側の足も同様に行う。

増えている性質別　刺激したいPOINT

ピッタタイプ、カパタイプの人は、それぞれ下記の位置を刺激しましょう。

ピッタを調える

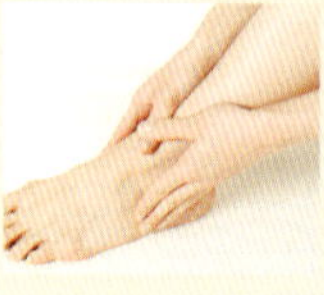

ピッタの場合は、骨の際を内側にもみ込むようにくるくると押し、足の甲、ふくらはぎ、ももの内側、足のつけ根へとまわしていきます。

カパを調える

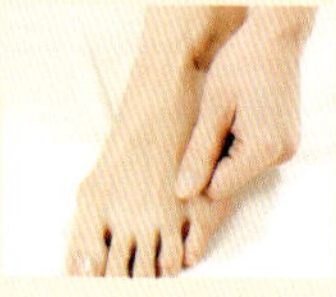

こぶしを使って、足の横をトントンと叩き上げ、足の甲、ふくらはぎ、太ももの内側、足のつけ根へと叩いていきます。

Column

毒出しマッサージ「ガルシャナ」

乾いた布で皮膚をこする「ガルシャナ」は、水のエネルギーを調整するアーユルヴェーダのケア方法。カパの過剰に効果的です。

オイルを使わないセルフボディケア

アーユルヴェーダのマッサージといえば、オイルを使うものというイメージが強い人も多いでしょう。しかし、地と水のエネルギーが強くなり、カパが増えている状態では、オイルを使わないケアからはじめるのがベター。なぜなら、オイルを使うと、油によってさらに水のエネルギーが増えてしまうためです。このようなときにおすすめなのが、絹の手袋を使ったマッサージ法「ガルシャナ」。乾いた布で全身を摩擦することで、水のエネルギーを減らす方法です。

絹の手袋以外にも、麻や木綿など優しい肌触りの天然布であれば、代用することも可能です。各所の皮膚を5〜10分ほど速めにこすることで、カパの性質によって冷えて湿った皮膚が温まります。日本の乾布摩擦や韓国のアカスリにも考え方が似ています。

ガルシャナは市販の手袋があれば、自宅でも簡単に行えます。ガルシャナで水のエネルギーを調えたあとオイルトリートメントを行うと、心身ともにより爽快になるので、ぜひ試してみてください。

ガルシャナ用の手袋

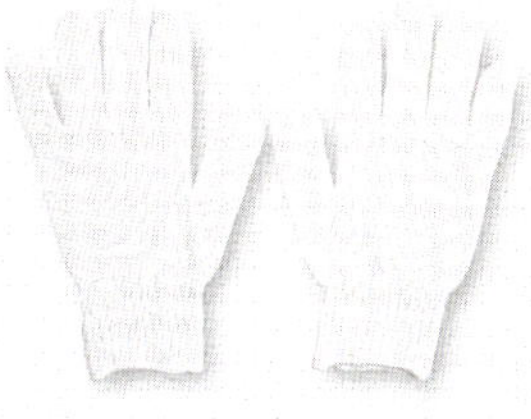

こするだけの、手軽にできるセルフケア法「ガルシャナ」。絹の手袋は日用品店などで手に入ります。

アヴィヤンガ用オイル

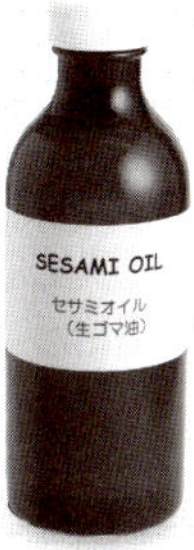

アヴィヤンガとは、オイルトリートメントのこと。生搾りのごま油で行われることが多いです。

アーユルヴェーダの入浴法

肌を清潔にするという基本に加え、
朝晩のエネルギーの変化に合わせた入浴方法を実践してみましょう。

朝は目覚めのために
夜は眠りのために

時間帯によって増えやすい性質が変化するため、とり入れたい入浴方法も変わります。

朝のカパの時間には、だるさや眠気をとるために、脳に刺激を与える温冷浴がおすすめ。

夜のカパの時間には、１日の疲れを出すために、半身浴でデトックスを。下半身に集まっているヴァータゾーンに働きかけ、地と水のエネルギーを腹部に下ろすことで、安眠にもつながります。

朝におすすめの温冷浴

だるいときや気分がのらないときは、温冷浴で動きを与えてカパを活性させましょう。停滞した地と水のエネルギーが動き出します。

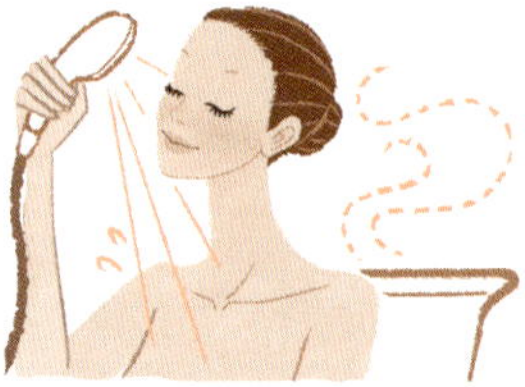

［手順］　お湯は少し熱め（約42度）がおすすめ

1. お湯を張ったバスタブに肩まで５分浸かる。
2. バスタブから出て、つま先だけに水をかける。
3. バスタブに１分浸かる。
4. バスタブから出て、ひざ下に水をかける。
5. バスタブに１分浸かる。
6. バスタブから出て、腰から下に水をかける。
7. バスタブに１分浸かる。
8. バスタブから出て、肩から下に水をかける。
9. バスタブに１分浸かる。
10. バスタブから出て、全身に水をかける。

Point

お湯の温度はあなたのタイプや、その日の体と心の状態に合わせて変えましょう。カパが過剰なときは、41〜42度。ヴァータが過剰でソワソワするときは、やや低めの40度。ピッタが過剰でイライラするときは、ぬるめの39度がおすすめです。

夜におすすめの半身浴

疲れたときは、半身浴で汗をかいて心と体をすっきりさせましょう。乾燥した風のエネルギーは、湿った熱で温めると落ちつきます。

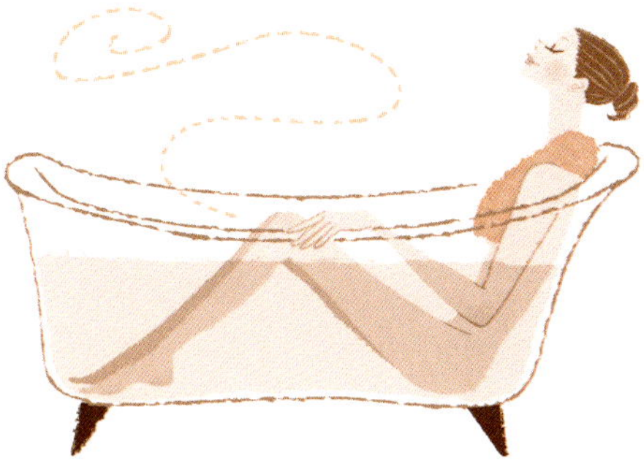

［手順］ お湯は39～41度がおすすめ

❶お湯を腰から下が浸かるくらいまでバスタブに張る。

❷20分ほどバスタブに浸かる。

Point

ヴァータの人（※）は乾燥して肩が冷えないよう、肩に蒸しタオルをかけてお湯に浸かりましょう。半身浴の場合も、左ページのPointで紹介した温度設定を基本にします。ただし、睡眠前は、ピッタを活性しすぎないよう、41度までにします。

Column

自宅サウナのすすめ

ビニールクロス1枚でできる、簡単自宅サウナに挑戦しましょう。バスタブに腰から下だけ浸かったら、顔を出せるよう十字に切れめを入れたビニールクロスでバスタブにフタをします。15分程度たっぷり汗をかけば、体内の老廃物をデトックスできます。

※ヴァータタイプの人は、できれば体の背面全体と首まで、お湯に浸かるとよい。

アーユルヴェーダのスキンケア

「皮膚は最大の臓器」というのが、アーユルヴェーダの考え方。
内臓をきれいに保つためにも、スキンケアは重要だと考えられています。

肌をきれいにし 必要な成分をとり入れる

アーユルヴェーダでは、皮膚と内臓はつながっていると考えます。いちばん外側にある皮膚をきれいに保つことは、内臓をきれいにすることと同じなのです。

また、さまざまな栄養や成分は皮膚を通じても吸収されます。そのため、今の状態に足りないものを皮膚からとり入れれば、５つのエネルギーのバランスが調うという考え方が、美容法のベースとなっています。

基本の洗顔でトラブル解消

メイクを落としたあとは、ドライハーブを使った洗顔を行いましょう。
ハーブがやさしく洗浄し、必要な成分を与えてくれます。

1

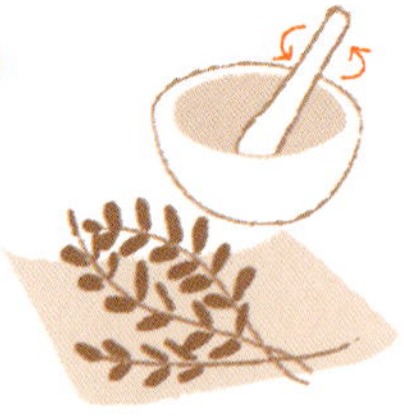

ハーブを乳鉢で細かく砕き、その他の材料を入れる。少量のぬるま湯でペースト状にする。

2

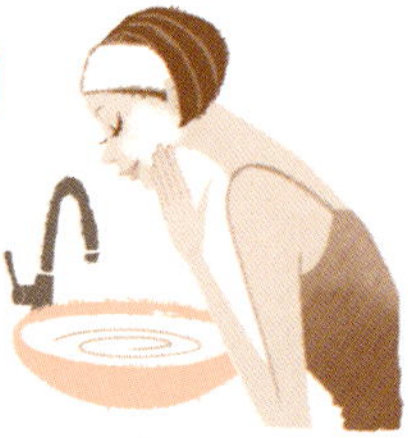

肌にのせて、３分ほど優しくマッサージし、ぬるま湯でていねいに洗い流す。

用意するもの

- タイプ別ハーブ（→ 87 ページ）……全体で大さじ３（※）
- タイプ別その他の材料（→ 87 ページ）……大さじ１
- ぬるま湯
- 乳鉢（小さいボウルでも可）

※ハーブは１～５種類使い、全体で大さじ３になるように調整してください。

フェイシャルスチームで肌を調える

お湯にハーブを入れるだけでできるフェイシャルスチーム。
蒸気を顔にあてることで、ハーブの成分を肌から吸収できます。

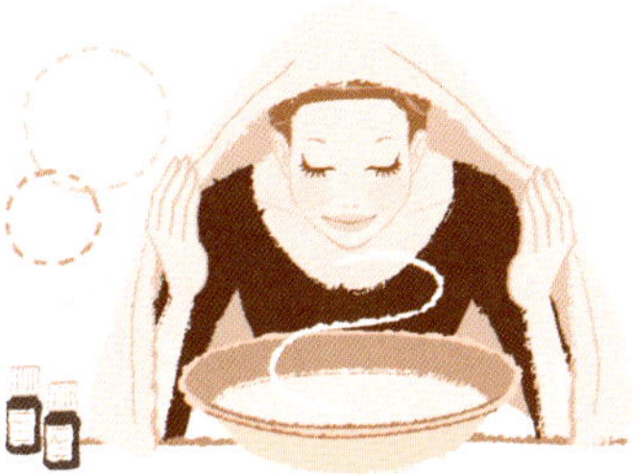

ハーブを洗面器に入れたら熱湯を1リットルほど注ぎ、3分くらいしてハーブの成分が抽出されたら、顔に蒸気をあてます。

用意するもの

- タイプ別ハーブ(→ 87 ページ)…全体で大さじ3
- 洗面器
- タオル
- 熱湯

Point ハーブの成分が刺激となることがあるので、目はつぶって行いましょう。蒸気が逃げないように、タオルなどを頭からかぶると効果的です。

ハーブパックで肌の調子を調える

乾燥やベタつきなど、肌の調子が悪いときはハーブパックでケアを。
ハーブが肌の状態に合わせてバランスを調えてくれます。

1

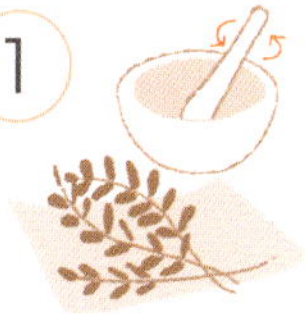

右のレシピを参考に、材料を混ぜ、パックをつくる。

2

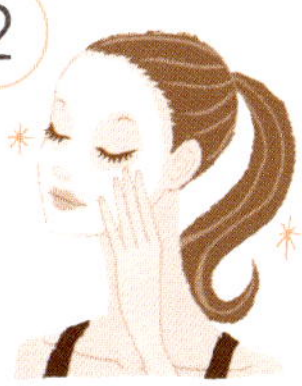

肌にのせてなじませ、5～10分くらいおく。蒸しタオルで拭きとったあと、洗い流す。

用意するもの

[材料]

- タイプ別ハーブ(→ 87 ページ)…全体で大さじ3
- タイプ別クレイ(→ 87 ページ)…大さじ 1～2
- タイプ別オイル(→ 87 ページ)…小さじ 1/2
- ハーバルウォーター(※)
  (ミネラルウォーターでも可)…適量
- 乳鉢（小さいボウルでも可）

[作り方]

ハーブを乳鉢に入れ、細かく砕きます。クレイとオイルを加えて混ぜ、さらにハーバルウォーターを加えてペースト状にします。

※精油の成分を摘出する際に作られる芳香蒸留水のこと。希釈せずにそのまま使えます。

リズム美容で肌の調子を調える

時間帯によって、強くなる性質が変化すると考えられています。エネルギーの変化に合わせて、肌に触れるときのリズムを変えましょう。

朝　カパに働きかける軽やかなタッピング

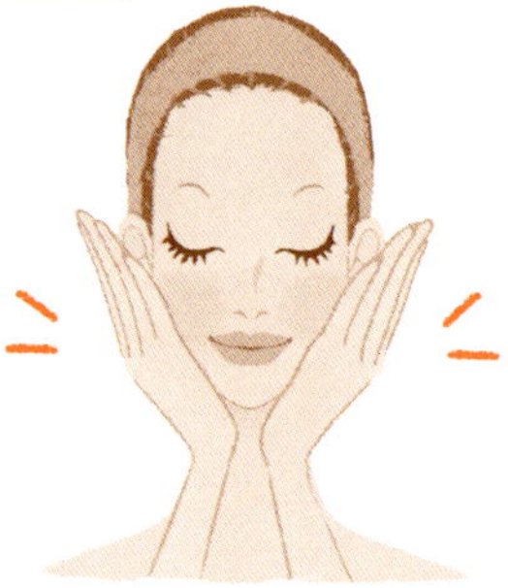

停滞しがちな地と水のエネルギーが動き出すように、リズミカルに優しく叩くように触る。

昼　ピッタを抑制するゆったりサークル

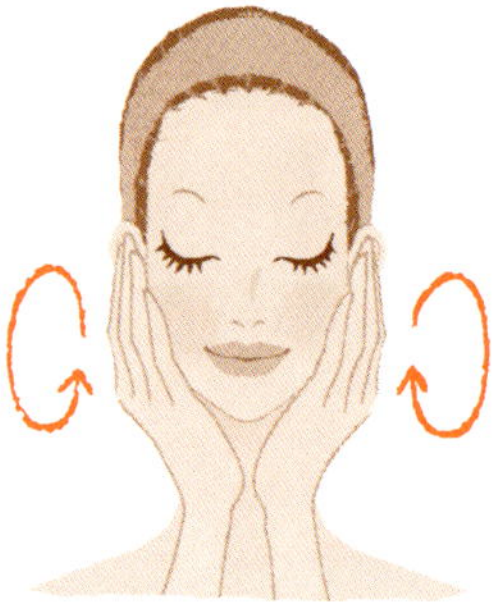

肌が落ちつくように、肌に溜まった火のエネルギーをなだめるイメージで優しくまわす。

夜　ヴァータを鎮める優しいハグタッチ

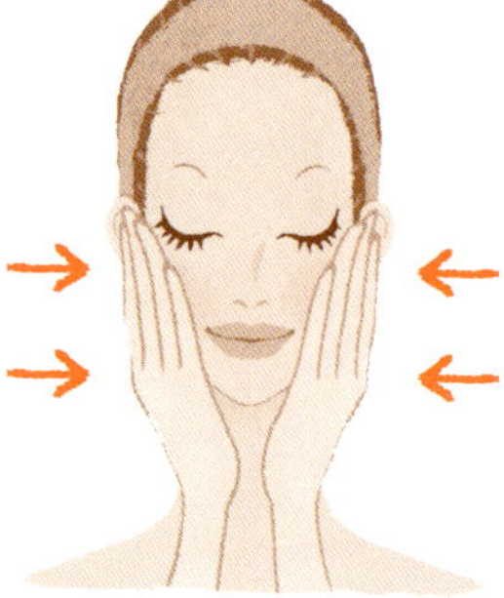

上から下に優しく触れて、肌を安心させる。不安定な風のエネルギーを鎮めることは、安眠にも効果がある。

Column

タイプ別 きほんのハーブと基材

あなたのタイプに合ったハーブと基材を紹介します。季節に合わせて春はカパ用、夏はピッタ用、冬はヴァータ用と使い分けるのもおすすめです。

ヴァータ

ヴァータタイプの人の肌に

ハーブ

- オレンジピール
- カモミール
- ジンジャー
- ラベンダー
- ローズマリー

クレイ(粉末粘土)

- ガスール

その他の材料

- オートミール

オイル

- ごま油

ピッタ

ピッタタイプの人の肌に

ハーブ

- カレンデュラ
- ハイビスカス
- ペパーミント
- ラベンダー
- ローズ

クレイ(粉末粘土)

- モンモリオナイト

その他の材料

- スキムミルク

オイル

- グレープシードオイル

カパ

カパタイプの人の肌に

ハーブ

- ジュニパーベリー
- タイム
- ネトル
- フェンネル
- ユーカリ

クレイ(粉末粘土)

- カオリン

その他の材料

- 粒子の細かい塩

オイル

- アプリコットカーネイルオイル

アーユルヴェーダのヘアケア

アーユルヴェーダでは、頭皮を健康に保つことが美しい髪への第一歩と考えます。髪質ごとにとり入れたい、ヘッドマッサージを紹介します。

ヴァータ

ヴァータタイプの髪質とヘアケア

乾燥を防ぐために髪を潤すケアを行う

　風と空のエネルギーが高まりやすいヴァータタイプの人は、冷えや乾燥によって、頭皮の荒れや枝毛ができやすいという傾向があります。

　髪や皮膚を温め、潤す作用をもつごま油や、血行促進に効果があるローズマリーなどのハーブを使い、定期的にオイルトリートメントを行いましょう。

✻ 髪質の特徴

- ダークカラー
- 乾燥気味
- 枝毛ができやすい
- まとまりにくい
- 量は少ない

✻ とり入れたいトリートメント

- オイルトリートメント
- 温めて、潤す

✻ おすすめのオイル

- ごま油

✻ おすすめのハーブ

- オレンジピール
- カモミール
- ジンジャー
- ラベンダー
- ローズマリー

ヴァータの過剰を調えるヘッドマッサージ

冷えや乾燥が起こりがちな、ヴァータタイプの人におすすめのマッサージです。不眠や肩こり、緊張型頭痛などを緩和する効果もあります。

1

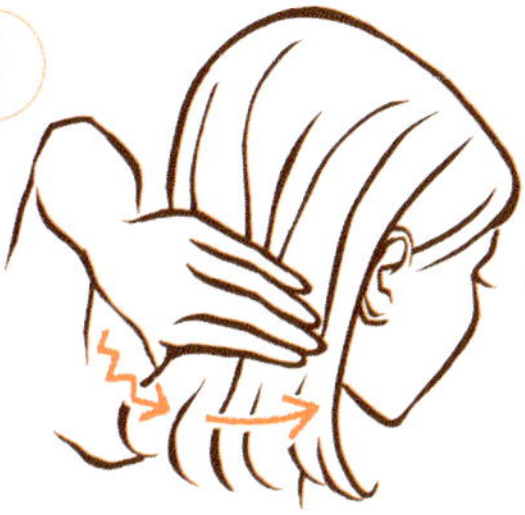

後頭骨を親指と4本の指でもみほぐし、首のこり、緊張をとる。

2

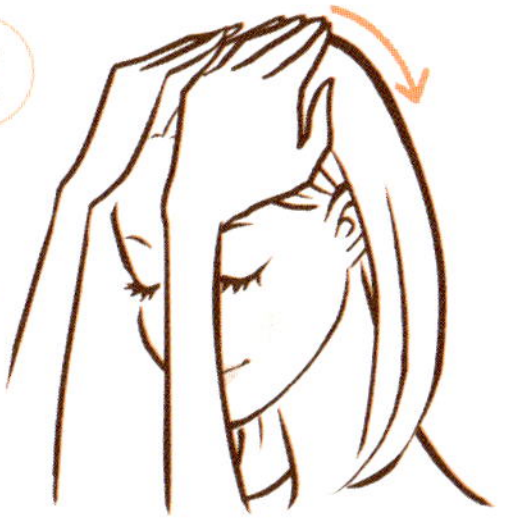

両手を頭のてっぺんにのせ、頭を包み込むように指の腹で耳のあたりまでなでて下ろす。

3

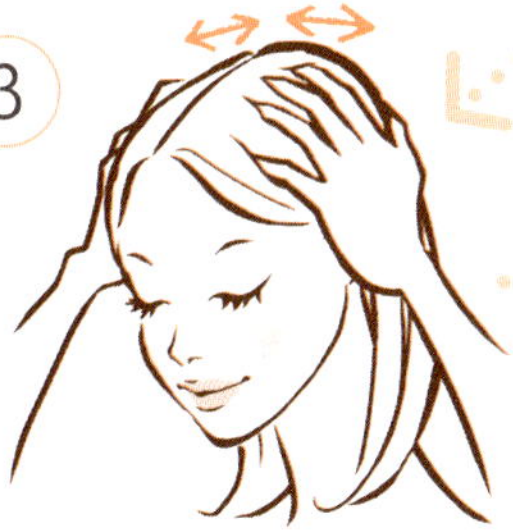

手のつけ根と、親指以外の4本の指を使って頭皮全体を圧迫し、ほぐす。

4

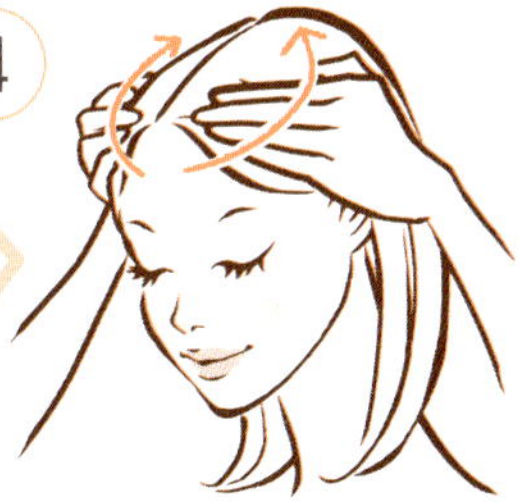

すべての指の腹を使って手前から後ろになで、頭皮全体をゆるめる。

5

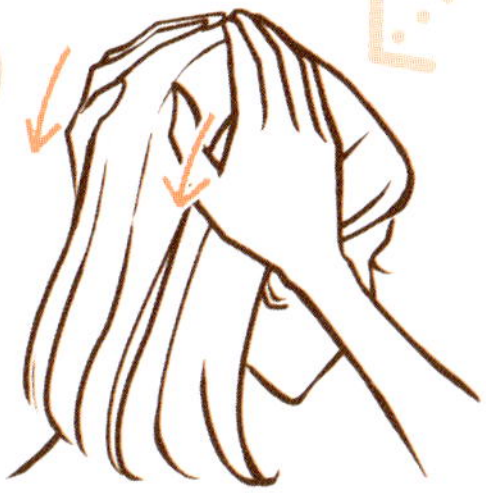

両手を頭のてっぺんにのせ、指の腹を使って首に向けてなで下ろす。最後に深い呼吸をし、リラックスする。

ピッタ

ピッタタイプの髪質とヘアケア

火と水のエネルギーを鎮静させて、トラブルを予防

ピッタタイプの髪質は、火と水のエネルギーが過剰になりやすいのが特徴です。日焼けによる髪の乾燥や、活発な代謝・分泌力によって皮脂が頭皮に溜まりやすくなります。これらは、白髪や円形脱毛症などの原因になることも。

ココナッツ油やひまわり油を使ったトリートメントを行い、頭皮を冷ましましょう。炎症を鎮めるカレンデュラやラベンダーなどのハーブを使ったケアもおすすめです。

✻ 髪質の特徴

- 赤っぽい毛色
- ツヤがある
- 白髪になりやすい
- はげやすい
- 量は普通

✻ とり入れたいトリートメント

- クリームトリートメント（※）
- 冷まして、鎮静させる

✻ おすすめのオイル

- ココナッツ油
- ひまわり油

✻ おすすめのハーブ

- カレンデュラ
- ハイビスカス
- ペパーミント
- ラベンダー
- ローズ

Pitta

※クリームバス用のハーブなどを混ぜたクリームを使ったトリートメント

ピッタの過剰を調えるヘッドマッサージ

白髪や抜け毛が起こりやすいピッタタイプの人は、クールダウンのマッサージが◎。イライラや眼精疲労、消化不良などにも効果があります。

1

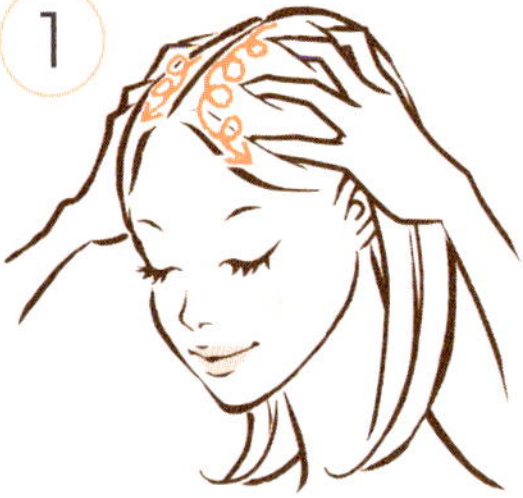

手のつけ根と親指以外の４本の指で、頭皮全体にくるくる円を描く。

2

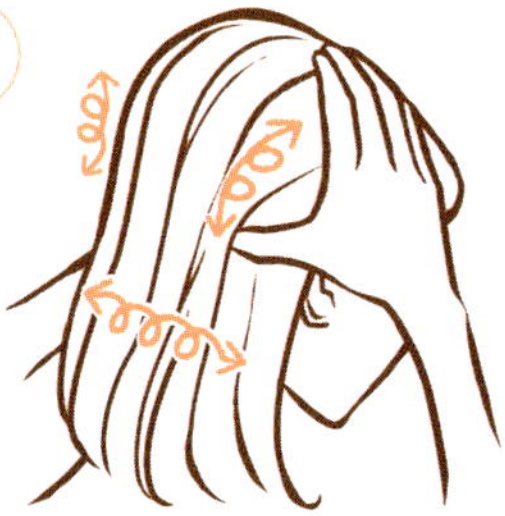

両手を生え際におき、親指で上から下、後頭部、下から上へと、くるくる円を描く。

3

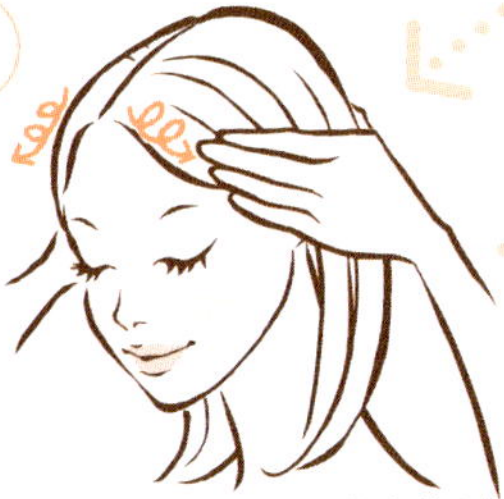

続いて生え際を、上から下へ指全体を使ってくるくると円を描く。

4

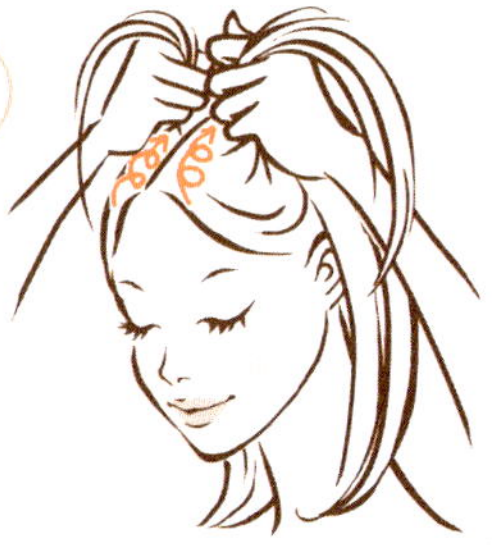

手全体を使い、果実を搾るようにして頭皮を搾り、最後に髪を引き上げる。

5

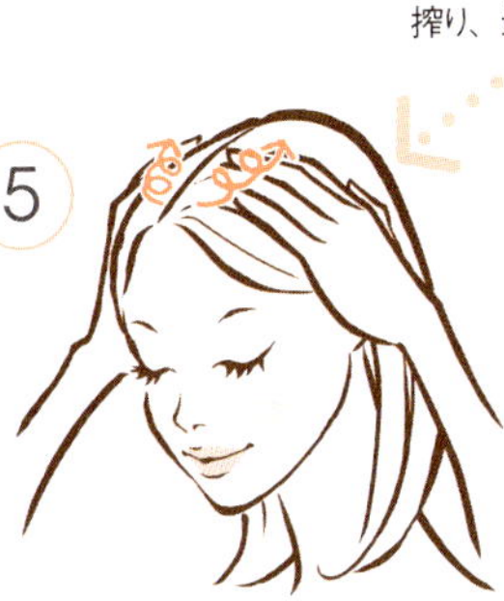

てのひら全体で前から後ろへ向かってくるくる円を描く。最後に側頭部を両手で包み込む。

カパ

カパタイプの髪質とヘアケア

過剰になった地と水を排出して、頭皮を清潔に保つ

カパタイプの髪質は、地と水のエネルギーを溜め込みやすく、重だるくなりがち。枝毛や抜け毛は起こりにくいですが、バランスをくずすと髪や頭皮が脂っぽくなったり、髪が細くなったりすることもあります。

余分な皮脂や水分を排出するために、「ガルシャナ」(→81ページ)を行うとよいでしょう。また、デトックス効果をもつ、ジュニパーベリーやタイムなどのハーブを使ったケアもおすすめです。

✻ 髪質の特徴

- 色素が多く黒い毛色
- 脂っぽくなりやすい
- くせ毛や薄毛になりにくい
- 抜け毛、切れ毛になりにくい
- 量は多い

✻ とり入れたいトリートメント

- ガルシャナ

✻ おすすめのオイル

- スイートアーモンドオイル
- アプリコットカーネイルオイル

✻ おすすめのハーブ

- ジュニパーベリー
- タイム
- ネトル
- フェンネル
- ユーカリ

Kapha

カパの過剰を調えるヘッドマッサージ

重だるく、脂っぽくなりやすいカパの髪質には、頭皮や毛根を活性させるマッサージを。頭をすっきりさせるので、眠気覚ましにもぴったり。

1

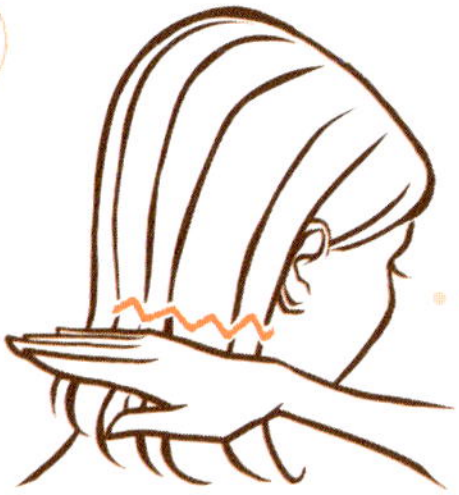

手のふちと小指を使って、小刻みな動きで後頭骨部の筋肉をゆるめる。

2

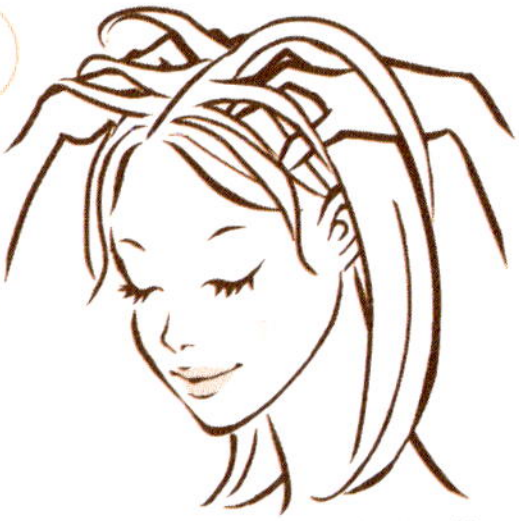

果実を搾るような感じで、指全体を使って頭皮全体を搾り込む。

3

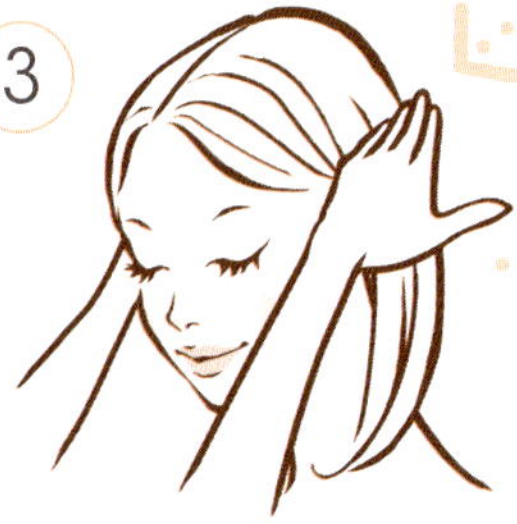

頭皮全体をタッピングで刺激し、活力を与える。

4

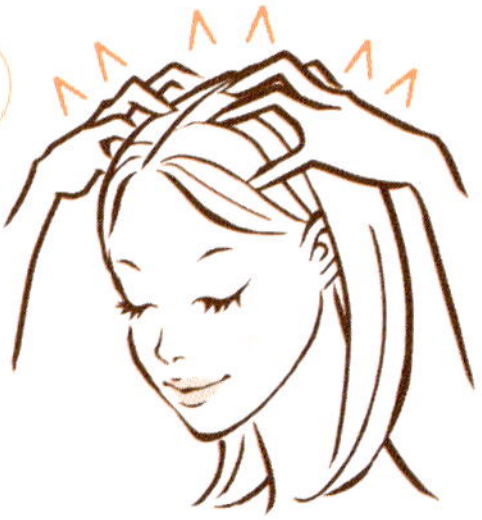

指の腹を使って、頭皮全体を刺激する。リズミカルな動きで、カパの過剰でゆるんだ頭皮に刺激を与える。

5

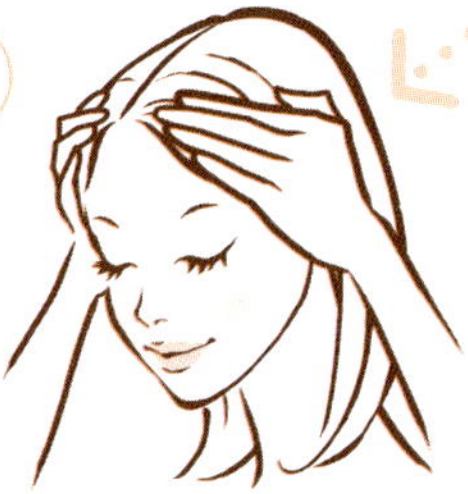

中指の腹を使って、額中央からこめかみに向けてていねいに押す。頭の重さをとって、すっきりさせて。

アーユルヴェーダのネイルケア

手は「第2の脳」といわれる部位。アーユルヴェーダの考えをとり入れたネイルケアで、心と体のバランスを調整しましょう。

心身のバランスを調整する色やデザインをとり入れる

アーユルヴェーダの考えをもとに、ネイルの色やデザイン、爪の形を工夫することで、エネルギーのバランスを調整できます。おしゃれのためのネイルから一歩進んで、健康や美容効果を考えたネイルケアに挑戦しましょう。

たとえば、爪の形を四角にし、根元に濃い色をのせると、ヴァータが鎮まり心が安定します。爪の形やデザイン、色がもつ性質を知り、ネイルケアに役立てましょう。

5本の指と5つのエネルギー

てのひらや体と同様に、指にも呼応するエネルギーがあります。
小指からそれぞれ、地、水、火、風、空です。

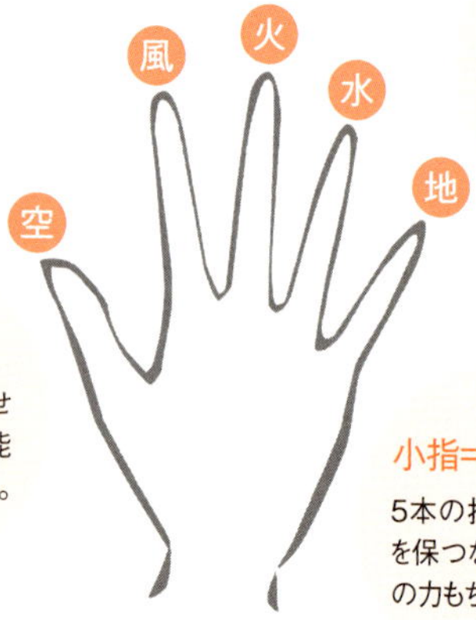

人差し指=「風」
これから向かう方向を指し示すなど、動きを表す「風」の指。

親指=「空」
すべての指と合わせることができ、可能性を表す「空」の指。

中指=「火」
5本指の真ん中で、リーダーのようにほかの指を導く「火」の指。

薬指=「水」
受けいれる、滋養を与えるなどの要素をもつ「水」の指。

小指=「地」
5本の指のバランスを保つなど、縁の下の力もち「地」の指。

心身のバランスを調えるネイルデザイン

3つのタイプ別に、過剰になったエネルギーを落ちつけ、バランスをとるネイルデザインを紹介します。

ヴァータを調整するネイル

ヴァータの過剰で気持ちが落ちつかないときは、爪の根元に濃い色をのせましょう。爪の形を四角にすると、心が安定します。

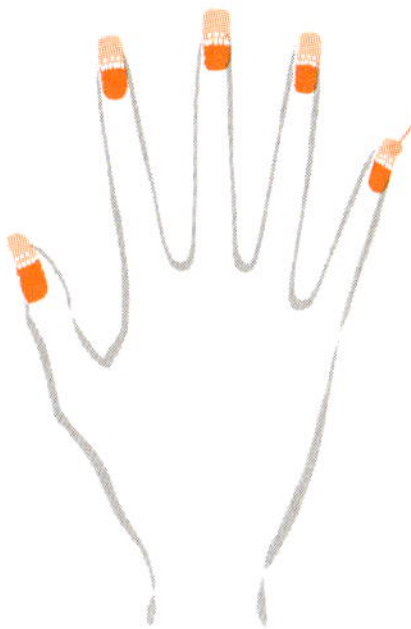

ネイル Data

- 色 Color…ピンク系、レモンイエロー
- 形 Form…スクエア（四角）

Point
爪の根元に濃い色をのせると、気持ちが安定します。

爪の形はスクエア（四角）に。ピンクなどの暖色を使い、デザインに統一感をもたせると◎。

ピッタを調整するネイル

イライラするなど、ピッタが過剰になっているときは、青系や白を使ったネイルでクーリングをはかりましょう。

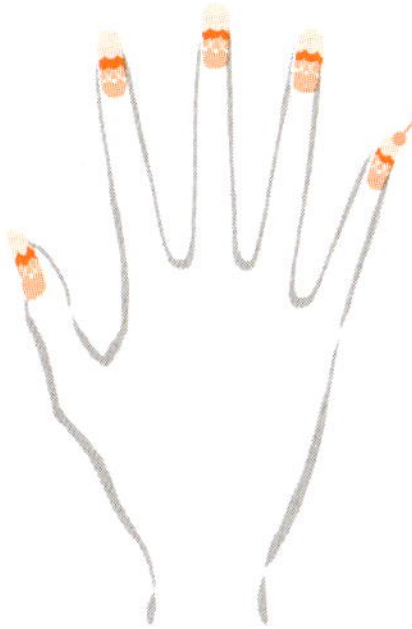

ネイル Data

- 色 Color…青系、白
- 形 Form…ラウンド（角丸）

Point
青色や白色を使った涼しげなネイルで、心身をクーリング。

爪の形はラウンド（角丸）に。海や木をモチーフにした穏やかなネイルで、過剰な熱を冷まして。

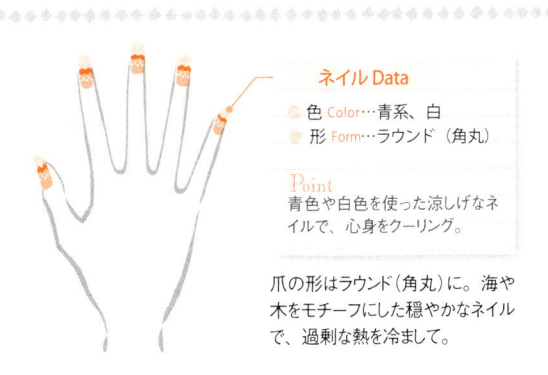

カパを調整するネイル

心と体が重だるいなど、カパが過剰になっているときは、スパイスの効いたデザインが◎。ビビッドカラーがおすすめです。

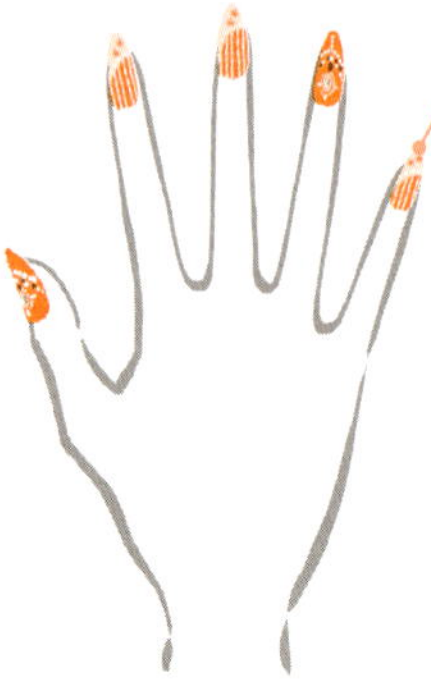

ネイルData

- 色 Color…ビビッドカラー、オレンジ
- 形 Form…ポイント（先が細い）

Point

爪ごとにデザインを変えたり、スパイスのきいたモチーフが◎。

爪の形はポイント（先が細い）に。ビビッドカラーや幾何学模様をとり入れ、気持ちに刺激を与えて。

Column

各タイプのよさを伸ばすネイル

タイプ別に、より自分らしくいられるネイルデザインを紹介します。心身の調子がよく、自分の性質のよさをさらに高めたいときの参考にしてみて。

ヴァータ

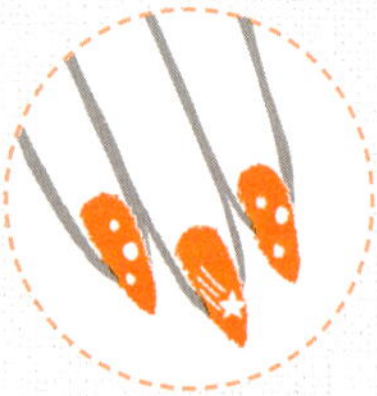

色は薄むらさきや薄黄。星のモチーフや、爪ごとに違うデザインで。

ピッタ

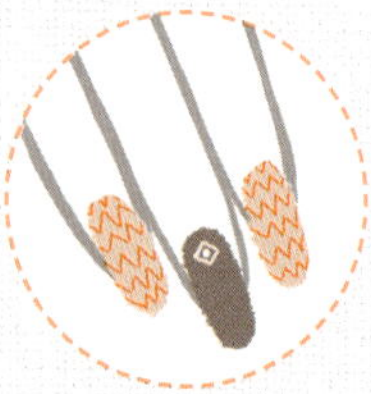

色はビビッドや黒など。モチーフは幾何学柄やひょう柄がおすすめ。

カパ

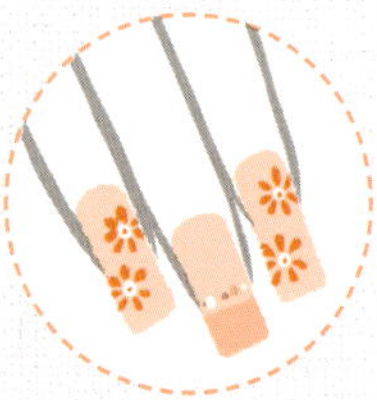

色はピンクや白。モチーフに小花やパールを使い、清楚にまとめて。

PART 4

アーユルヴェーダと
きほんのヨーガ

アーユルヴェーダを実践する人の多くが、日常的にヨーガも実践しています。それは、自分の性質を調え、心身のバランスをよい状態にするために、ヨーガが有効だからです。アーユルヴェーダの考えをとり入れたヨーガで、エネルギーを調えましょう。

ヨーガのきほん

ヨーガとは、ポーズ、呼吸、瞑想の３つからなっています。この３つとアーユルヴェーダとのつながりを知りましょう。

ヨーガのポーズは瞑想のためにある

ヨーガに挑戦したいけれど、きれいにポーズをとるのって難しそう……。そう考える人が多いようですが、実はヨーガをするうえで、完成ポーズのよし悪しはそれほど気にしなくてもよいものです。

ポーズは、もとをたどると、瞑想のために長時間座っていた修行者が、より瞑想しやすい方法を、と考えたことにはじまります。ですから、きれいなポーズをとらなくても、ポーズをとることで自分の体の状態をきちんと見つめることができれば、それがヨーガといえるのです。

昔のヨーガの聖典には、「ヨーガとは心の働きを止《し》滅《めつ》させることだ」という定義があります。心を止滅させるとは、心を静かにすることです。ゆったりと静かに呼吸をし、心と体を静かに保つことがヨーガの本質なのです。

Column

体が硬くてもヨーガはできる!

ヨーガを行ううえで、体の硬さは関係ありません。硬ければ硬いなりに、体の声に耳を傾けポーズをとればよいのであって、上手にポーズをとること＝ヨーガではないのです。むしろ、体が硬いほうが、自分の体の状態に気づきやすいこともあります。

体の硬さに心が振りまわされないよう、自分と向き合い、精神状態や体調を観察することが大切です。

アーユルヴェーダ的なポーズのとり入れ方

アーユルヴェーダの考えでヨーガを行うと、地、水、火、風、空の５つのエネルギーをポーズにとり入れることができます。１日の時間帯や季節、天候、体調に合わせて行えば、ヴァータ、ピッタ、カパの３つの性質に合ったポーズがとれるのです。

たとえば、朝は地のエネルギーが強く、落ちつきや停滞などがあらわれるカパの時間。そこで、カパに有効な胸を開くポーズを重点的に行えば、過剰になったカパを解放することができます。

そのほかの時間帯でも、やる気が出ないなど、重い地のエネルギーが強まっていると感じたら、胸を開いて増えすぎたカパのバランスを調えるとよいでしょう。

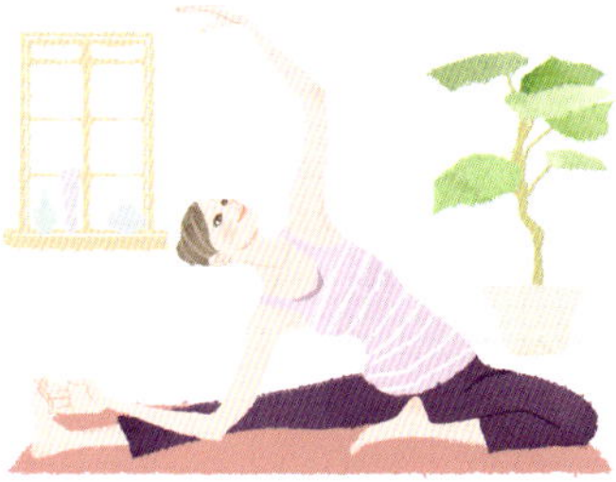

ヨーガを行うときの注意点

- 妊娠中の方、病気療養中の方や持病をおもちの方、通院中の方は医師に相談のうえで行ってください。
- 腰痛やひざの痛み、股関節に違和感がある、けがをしているなど、体に不調を抱えている方は医師や専門家に相談のうえで行ってください。
- 体調がすぐれないときや、疲れを感じているときは行わないでください。
- 飲酒後は行わないでください。
- ポーズの途中でつらさや痛みを感じたら直ちに中断し、医師に相談してください。
- 本書の著者並びに出版社は、ヨーガを行って生じた問題に対する責任は負いかねます。各自体調を考慮したうえで、自己責任のもと行うようにしてください。

ヨーガでチャクラを調える

体内のエネルギーポイント「チャクラ」は、ヨーガとも密接な関係にあります。なかでも、主要とされる7つの位置や役割を知りましょう。

心身のエネルギーを操作する7つのポイント=チャクラ

チャクラとは、心と体を結ぶ“気(※)”を調整するポイントで、体内に208もあるとされます。

このうち、主要なチャクラは骨盤底から頭頂までを結んだライン上にある7つ。それぞれが心身のさまざまな器官と結びついており、チャクラを調えることで対応する器官も調整できます。また、第1チャクラから第5チャクラは、それぞれ地、水、火、風、空の性質をもちます。

✽ 7つのチャクラ

第6チャクラ
アージュニャー
眉間に位置し、第3の目として、真理を見極める役割をもちます。

第4チャクラ
アナーハータ 風
心が動く胸に位置し、調和や、バランスをとる役割をもちます。

第2チャクラ
スワディシュターナ 水
骨盤と腹筋に囲まれた下腹に位置し、活力を与える役割をもちます。

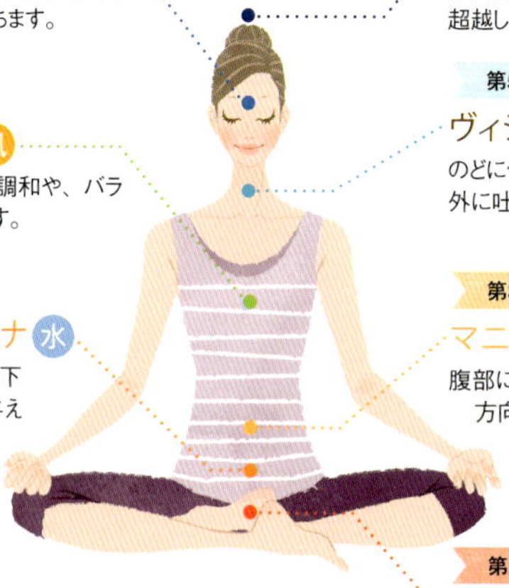

第7チャクラ
サハスラーラ
体内ではなく頭頂に位置し、自分を超越したチャクラとされます。

第5チャクラ
ヴィシュッダ 空
のどに位置し、自分の感情や欲求を外に吐き出す役割をもちます。

第3チャクラ
マニプーラ 火
腹部に位置し、エネルギーが流れる方向を決める役割をもちます。

第1チャクラ
ムーラダーラ 地
骨盤底に位置し、心身を落ちつけて安定させる役割をもちます。

※159ページ「プラーナ」参照。

ヨーガでチャクラに溜まったマイナスエネルギーをはらう

チャクラが乱れ、本来もっているエネルギーのバランスがくずれると、心身に不調が起きます。たとえば、骨盤底から下腹は、ヴァータが溜まりやすい場所。ヴァータがもつマイナス面「不規則」「乾き」「冷え」が、第1、第2チャクラがもつ地と水の性質を打ち消すことにより、便秘や月経トラブル、腰痛などの症状が現れるのです。

チャクラを調える方法として、ヨーガは非常に有効です。ヨーガで、体内のマイナスエネルギーをはらいましょう。

チャクラと不調の関係

66ページで紹介したように、体には増えやすい性質ごとに分類した、3つのゾーンがあります。チャクラと性質、不調の関係を紹介します。

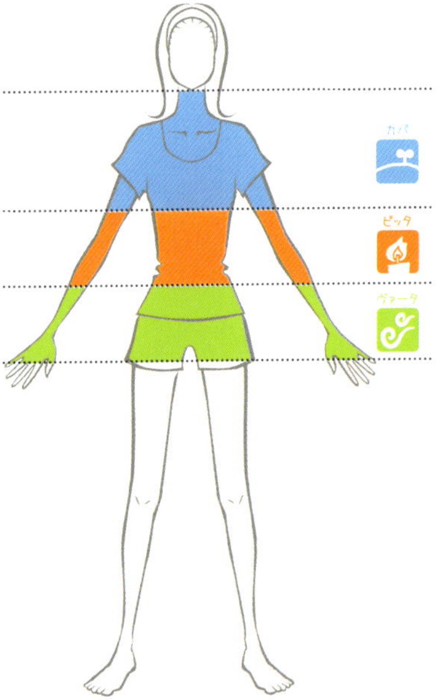

カパゾーン
（第4チャクラ風、第5チャクラ空）

過剰なカパが胸から副鼻腔に溜まると、風と空のエネルギーが停滞し、胸が重苦しくなる、憂うつになるなどの症状が。胸を開くポーズで解消を。

ピッタゾーン
（第2チャクラ水、第3チャクラ火）

腹部は、水と火のエネルギーの場所。ピッタの過剰は、消化器官のトラブルやイライラした感情の原因に。腹部をねじるポーズを行って。

ヴァータゾーン
（第1チャクラ地、第2チャクラ水）

ヴァータの過剰で、地と水のエネルギーが乱れると、便秘や月経トラブルなどの症状が。下腹部を刺激するポーズで、気持ちを落ちつけて。

ヨーガを実践❶

全身のめぐりをよくするポーズ

エネルギーの流れをよくすることで、３つの性質のバランスを調え、全身のめぐりをスムーズにするポーズです。心地よい伸びを感じながら、各ポーズ3～5呼吸キープしましょう。

1

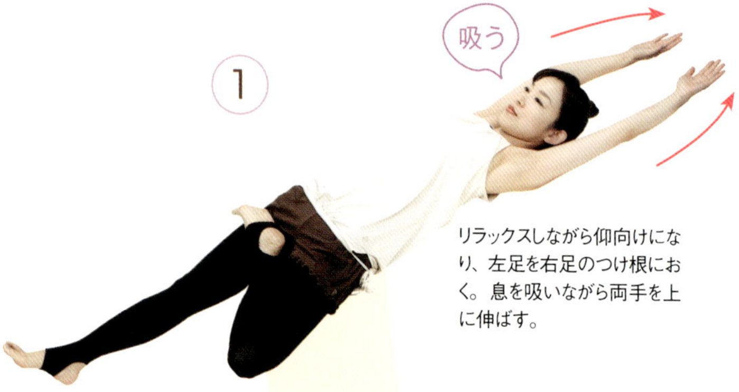

リラックスしながら仰向けになり、左足を右足のつけ根におく。息を吸いながら両手を上に伸ばす。

2

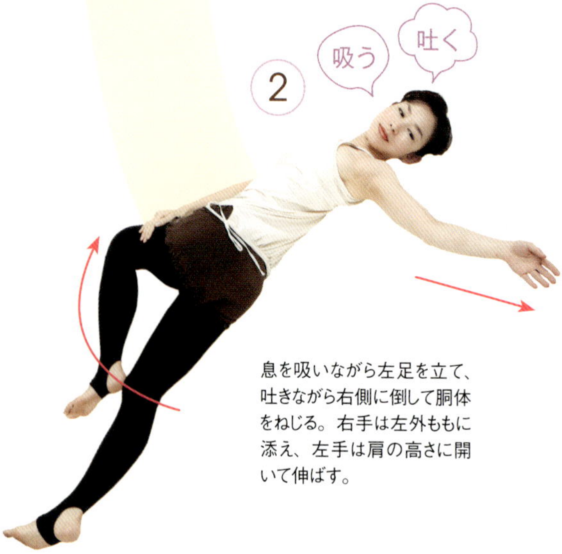

息を吸いながら左足を立て、吐きながら右側に倒して胴体をねじる。右手は左外ももに添え、左手は肩の高さに開いて伸ばす。

3

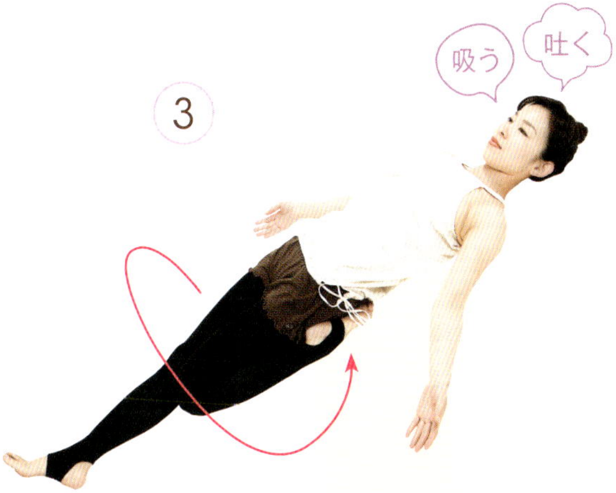

息を吸いながら左足を天井に向かって伸ばし、吐きながらお尻の下にしまうように曲げる。両手は体の横に楽においておく。

4

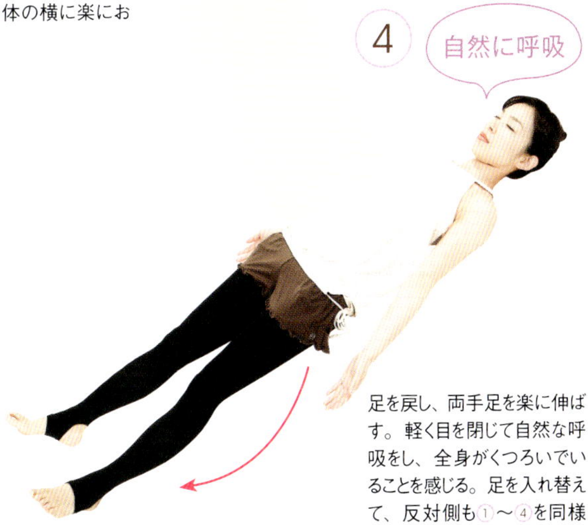

足を戻し、両手足を楽に伸ばす。軽く目を閉じて自然な呼吸をし、全身がくつろいでいることを感じる。足を入れ替えて、反対側も①〜④を同様に行う。

POINT

④の状態は「シャヴァーサナ（屍のポーズ）」と呼ばれるポーズです。ヨーガの前やあと、いつ行ってもOK。自分の体や呼吸の状態を観察して。

ヨーガを実践❷

心のバランスを調えるポーズ

ヨーガをして雑念をとり除き、自分と向き合う時間をもつことで、もやもやした気持ちがすっきりとクリアになります。また、ストレスや不安からくる心のアンバランスを調える作用も期待できます。

落ちつかないとき
（ヴァータを鎮めるヨーガ）

ソワソワする、落ちつかない、というときは、心が風のエネルギーに影響を受け、ヴァータが増えています。神経をリラックスさせるポーズをとりましょう。

まき割りのポーズ

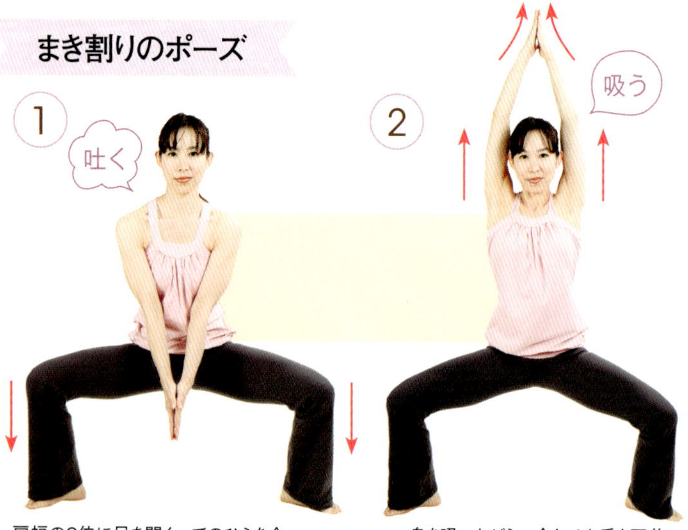

1 肩幅の2倍に足を開く。てのひらを合わせて下に向け、息を吐きながらひざを曲げる。

2 息を吸いながら、合わせた手を天井に向かって伸ばす。股関節をしっかり開き、足のつけ根のヴァータゾーンを刺激する。

3 息を吐き、一気に①のひざを曲げたポーズに戻る。

ひざに頭をつけるポーズ

1

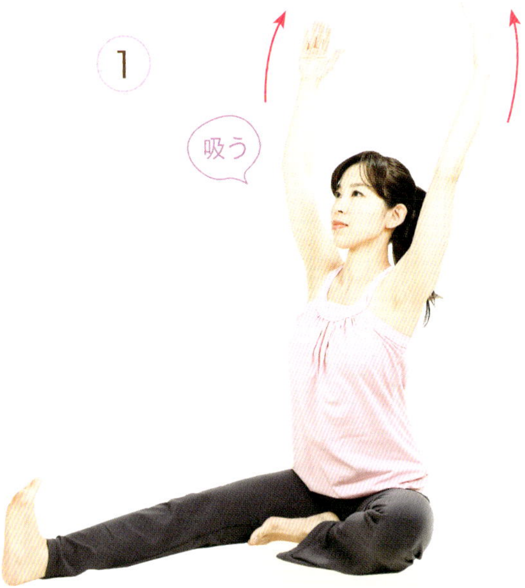

両足を伸ばして座り、左足を右足のつけ根につける。息を吸いながら、両手を肩幅よりやや広く上げる。

2

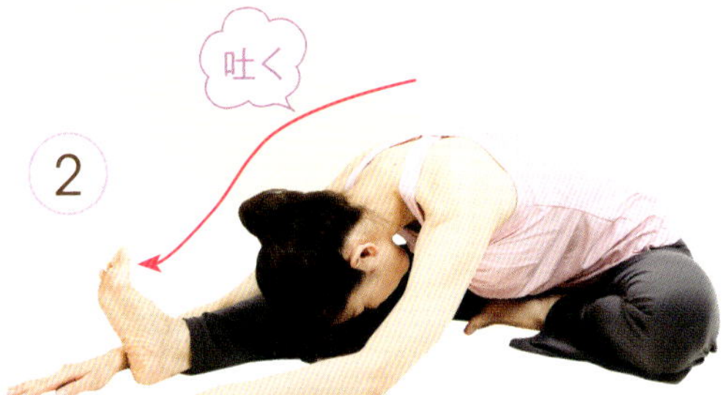

息を吐きながら上体を前に倒す。足のつけ根のヴァータゾーンがしっかり伸びていることを意識して。足を入れ替えて、反対側も①〜②を同様に行う。

Advance

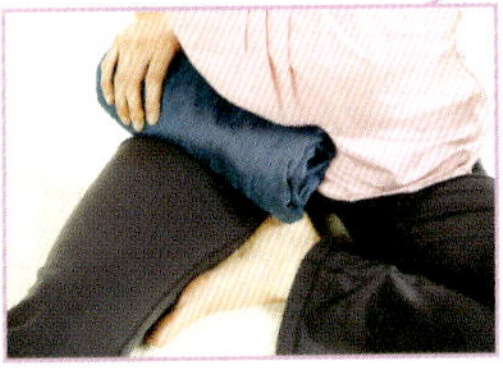

タオルなどを丸めて足のつけ根におくと、より効果的。

イライラするとき

（ピッタを鎮めるヨーガ）

怒りっぽくなっているときは、火のエネルギーの影響を受けて、ピッタが増えています。ウエストまわりのピッタゾーンを刺激するために、腹部をねじるポーズを行ってクールダウンをはかりましょう。

ねじりのポーズ

1

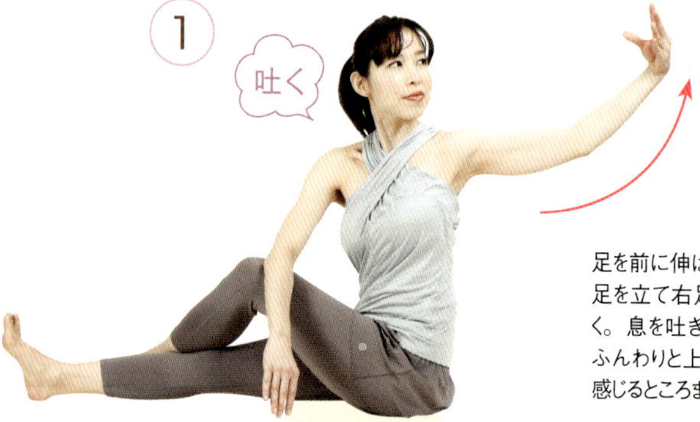

足を前に伸ばして座り、左足を立て右足の外側におく。息を吐きながら左手をふんわりと上げ、心地よく感じるところまで開く。

2

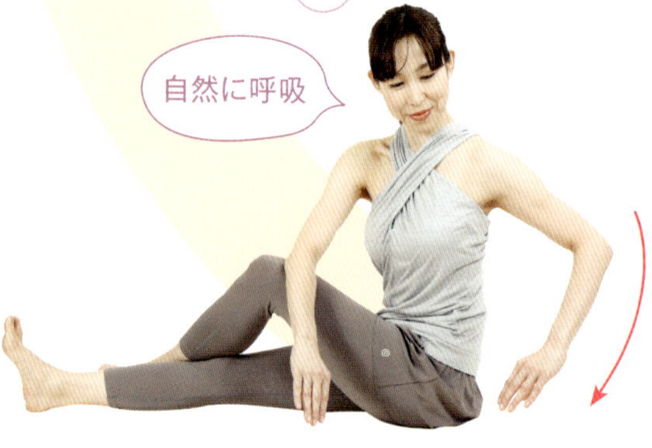

手を床に下ろし、自然に呼吸をしながら2〜3分、①でねじった状態をキープ。足を入れ替えて、反対側も①〜②を同様に行う。

ねじって空を見上げるポーズ

1

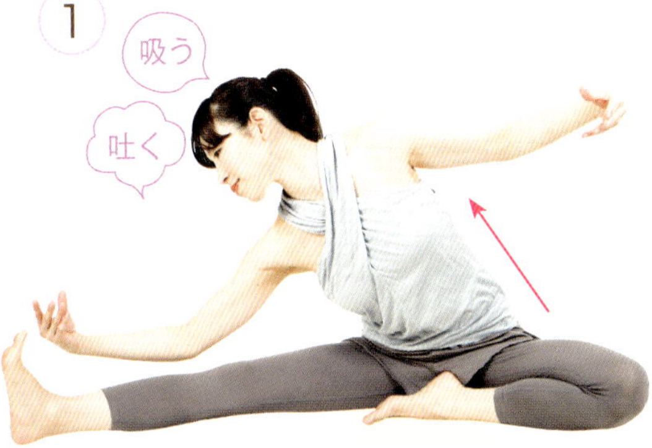

足を開いて座り、左足を曲げる。一度息を吸い、吐きながら上半身を右足に向かって斜めに倒し、左脇腹を伸ばす。

2

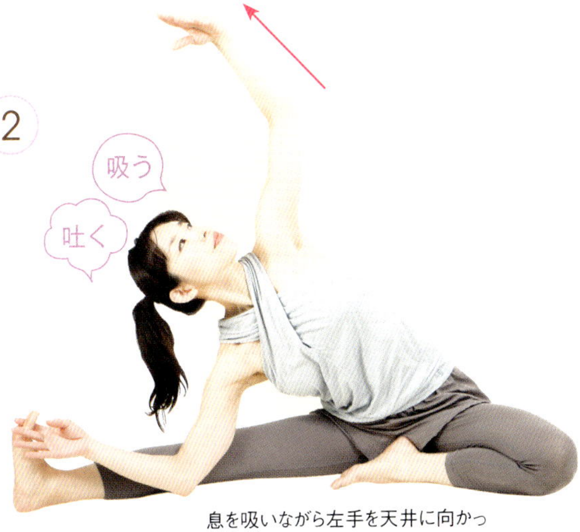

息を吸いながら左手を天井に向かって伸ばし、吐きながら上半身をさらに右側に倒す。右ひじを床につけ、目線は天井に向けて。足を入れ替えて、①〜②を同様に行う。

無気力なとき

(カパを鎮めるヨーガ)

気分が滅入るときは、地のエネルギーを受け、カパが増えています。胸のあたりのカパゾーンを刺激して胸を開き、前向きな気持ちをとり戻しましょう。

三角形のポーズ

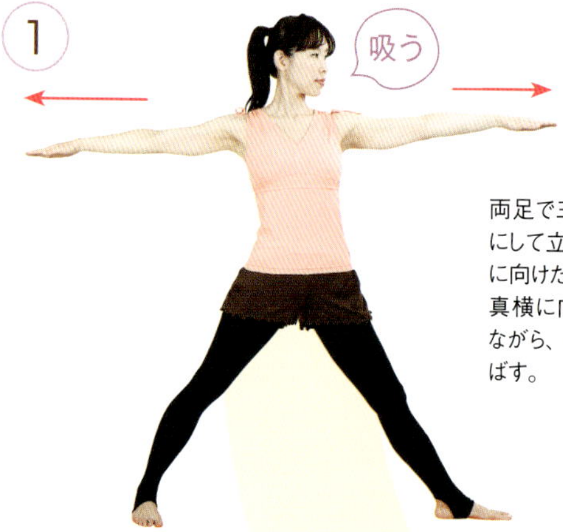

両足で三角形をつくるようにして立つ。骨盤は正面に向けたまま、左足の先を真横に向ける。息を吸いながら、両手を真横に伸ばす。

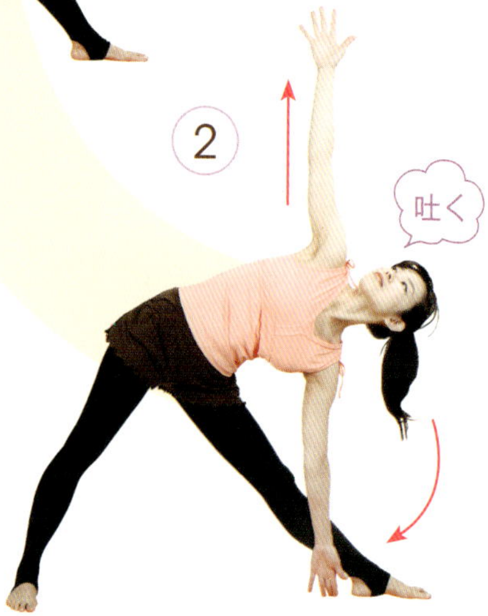

息を吐きながら、上半身を左に倒し、体側を伸ばす。左手は床に、右手は上に上げ、胸を開く。足を入れ替えて、反対側も①～②を同様に行う。

らくちんラクダのポーズ

1

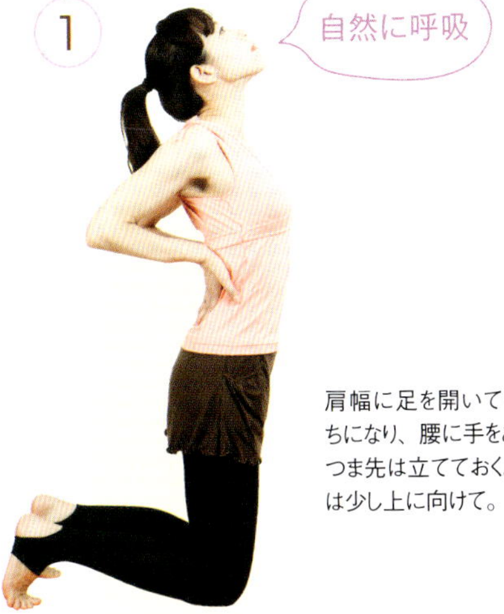

肩幅に足を開いてひざ立ちになり、腰に手をあてる。つま先は立てておく。目線は少し上に向けて。

2

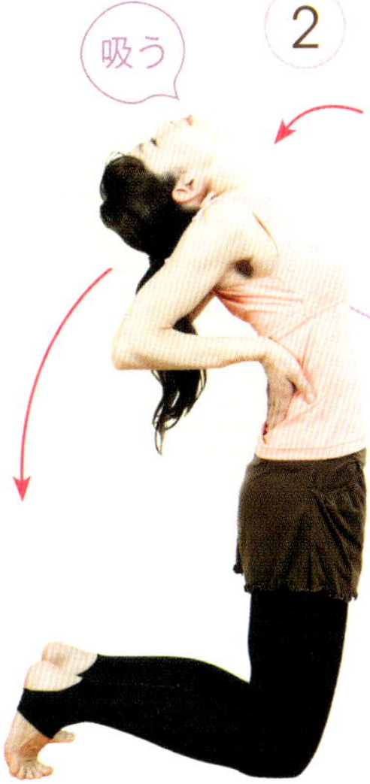

息を吸いながら上半身を後ろに反らせる。胸が開いていることを意識する。

Advance

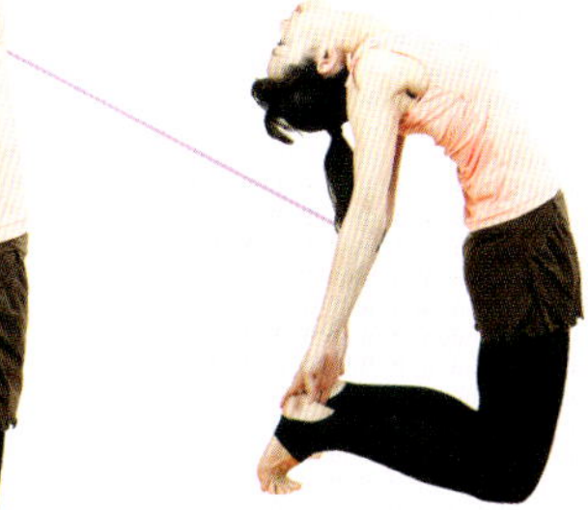

両手でかかとをもつと、胸が開いてさらに効果が高まります。

ヨーガを実践❸

時間帯別 エネルギー調整ポーズ

３つの性質を意識し、１日の時間帯別にヨーガのポーズをとってみましょう。自分自身をベストな状態に調えるのに効果的です。

朝のヨーガ

（カパを鎮めるヨーガ）

朝は地や水のエネルギーを受ける安定のカパの時間。ただし、心と体が重だるいとき、やる気が出ないときは、胸を開くポーズで、カパゾーンを刺激して。

やしの木のポーズ

1

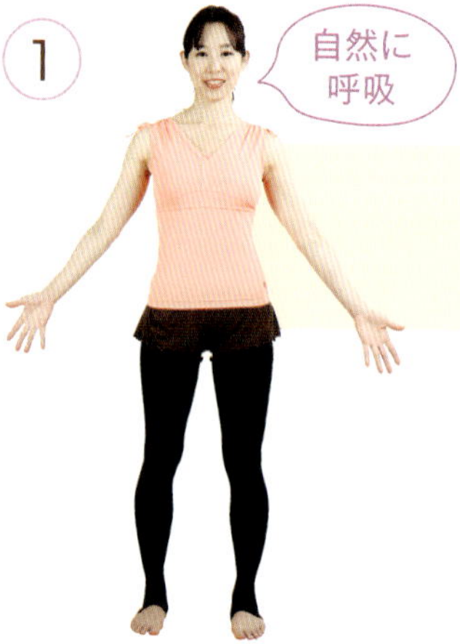

足を肩幅に開き、リラックスして立つ。
両手は体の横に広げる。

2

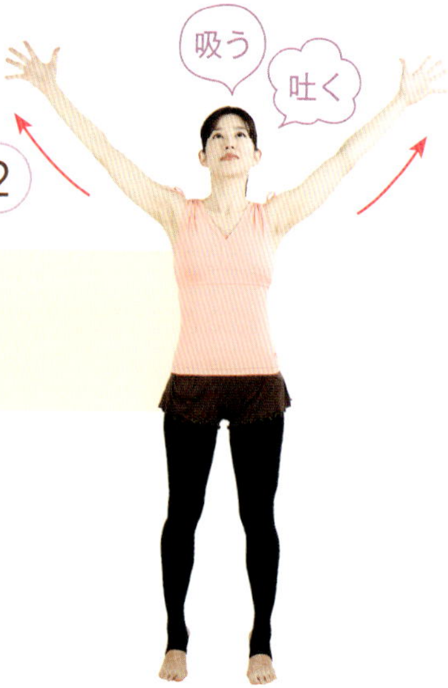

息を吸いながら両手を上げ、つま先立ちになって胸を開く。あごを軽く上げ、目線は上に。息を吐きながら、広げた両手を下げ、同時につま先も下ろす。

犬のポーズ

1

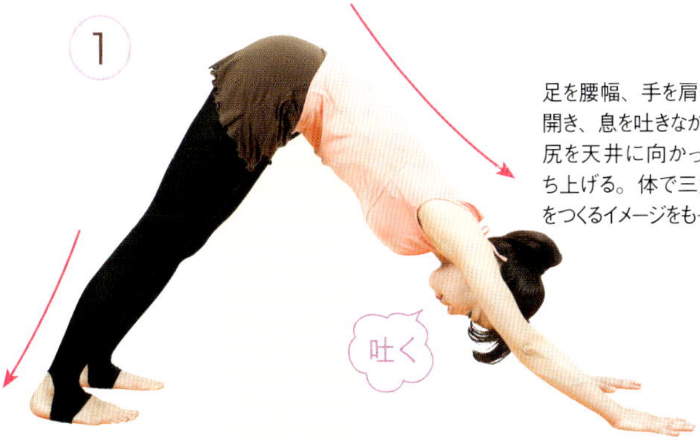

足を腰幅、手を肩幅に開き、息を吐きながらお尻を天井に向かってもち上げる。体で三角形をつくるイメージをもって。

2

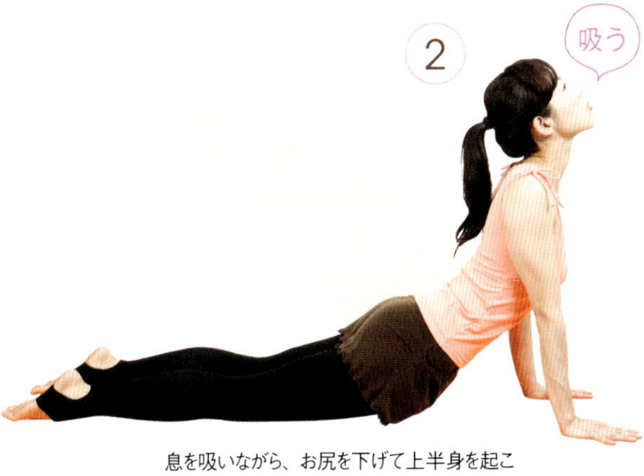

息を吸いながら、お尻を下げて上半身を起こし、手を伸ばして背中を思いっきり反らせる。首を伸ばして肩が上がらないように注意して。
①と②を、3〜5回くり返す。

ネコのポーズ

1

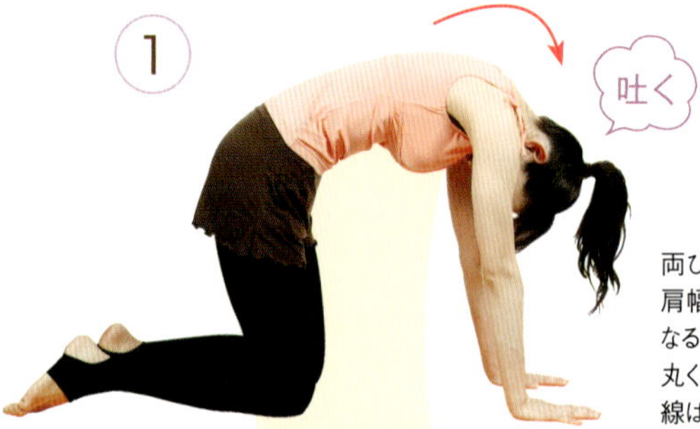

両ひざを腰幅に開き、手は肩幅に開いて四つんばいになる。息を吐きながら背中を丸くし、お腹を凹ませる。目線はおへそに向ける。

2

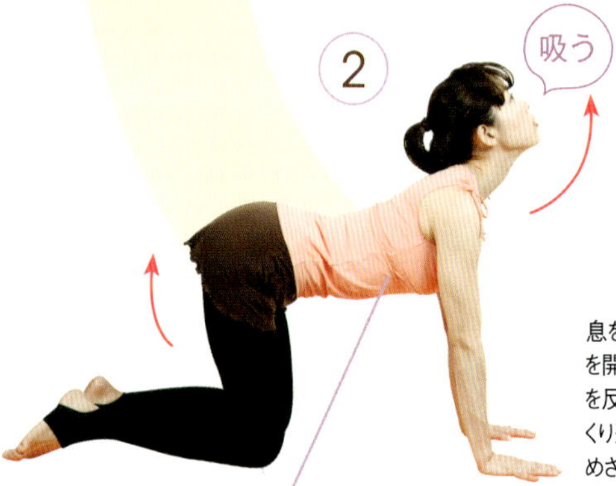

息を吸いながら顔を上げて胸を開き、お腹をゆるめて背中を反らせる。①と②を3〜5回くり返し、寝ている体を目覚めさせて。

Advance

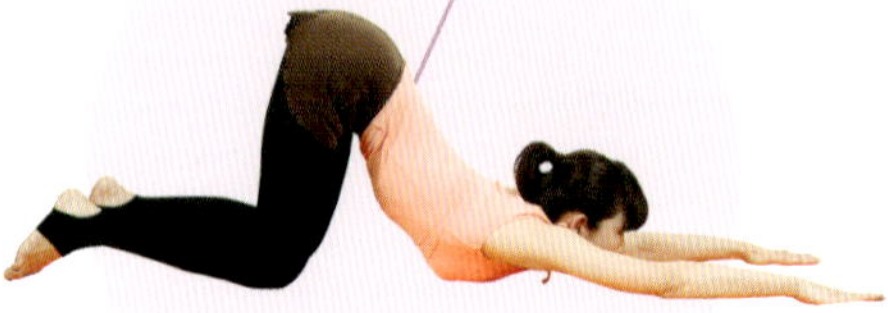

両手を前に出し、胸を床につければ、さらにカパゾーンの刺激に。

片ひざをひきよせるポーズ

1

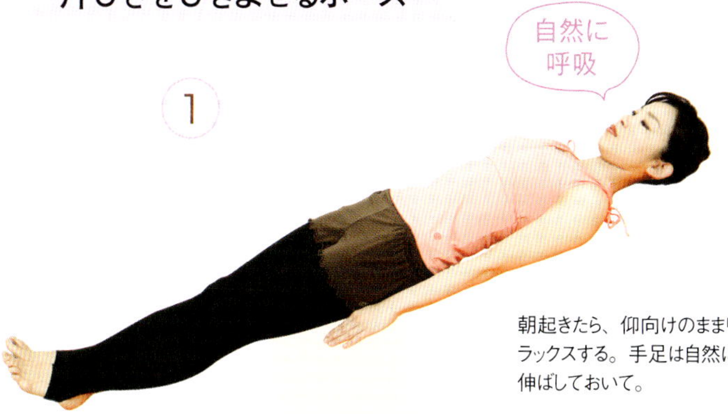

朝起きたら、仰向けのままリラックスする。手足は自然に伸ばしておいて。

2

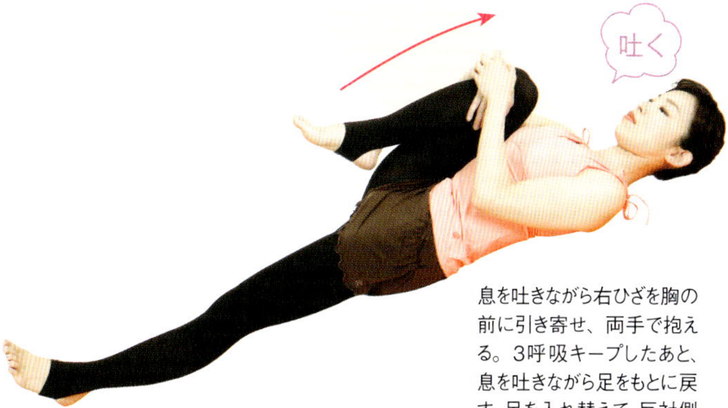

息を吐きながら右ひざを胸の前に引き寄せ、両手で抱える。3呼吸キープしたあと、息を吐きながら足をもとに戻す。足を入れ替えて、反対側も①〜②を同様に行う。

昼のヨーガ
（ピッタ を鎮めるヨーガ）

昼間、イライラしてしまう人は、ヨーガでピッタを鎮めましょう。いすを使うポーズは、仕事中に行うのもおすすめ。こり固まった背中をほぐし、体の左右バランスを調えることで、自然と気持ちも落ちつきます。

腰を8の字にまわすポーズ

1

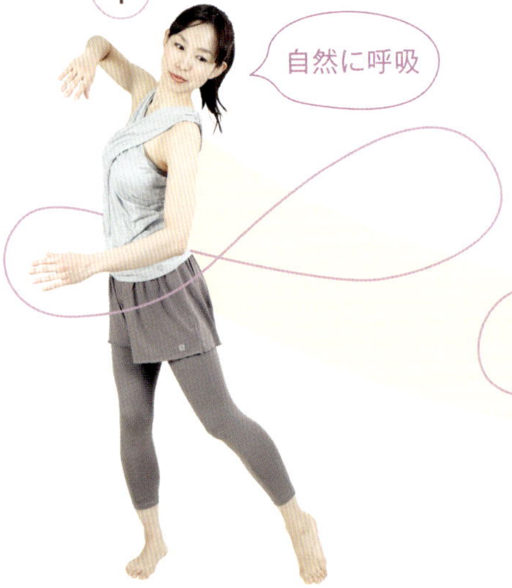

足を肩幅に開いて立ち、両手を肩の高さに上げ、手前に軽く曲げる。自然に呼吸をしながら、右側の腰と右手を後方に上げる。

2

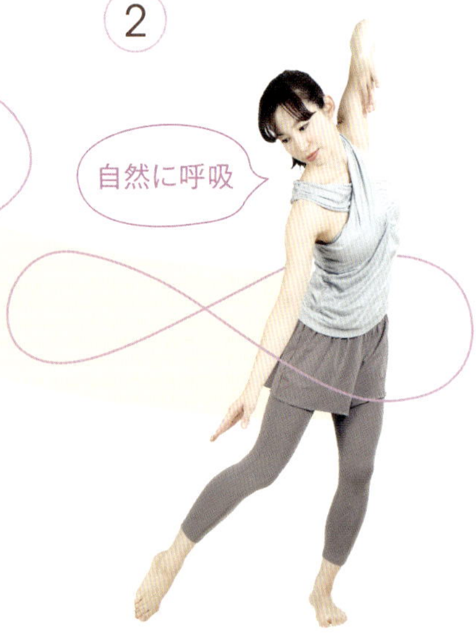

引いた腰を前に出しながら8の字を描くようにまわす。手は腰の動きに合わせて自然に動かす。

肩まわしのポーズ

1

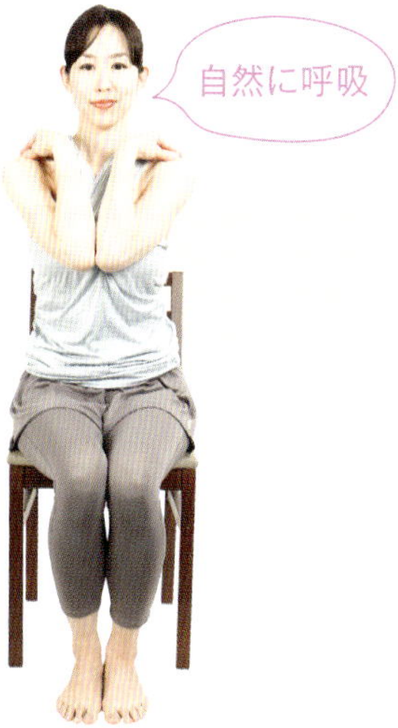

いすに座り、両手を肩にのせて両ひじを胸の前で合わせる。

2

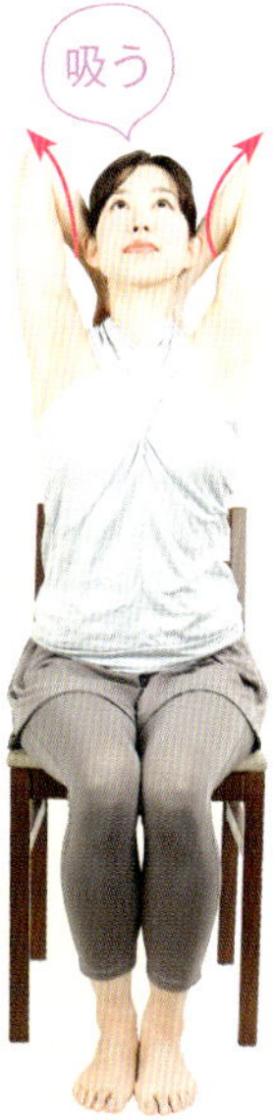

息を吸いながらひじを上げ、目線も上に向ける。

3

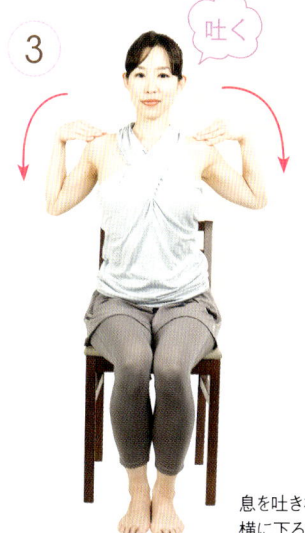

息を吐きながら、ひじで円を描くように横に下ろす。

いすを使ったねじりのポーズ

1

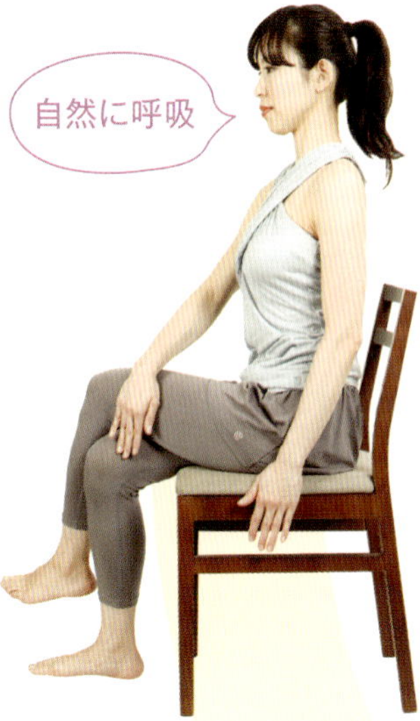

いすに深く腰かける。左足を右足にかけて足を組み、右手を左足の脇におく。左手は楽に下ろす。

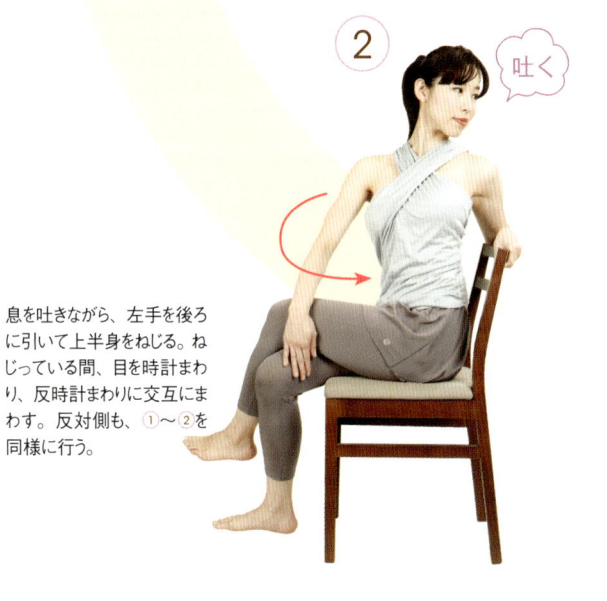

2

息を吐きながら、左手を後ろに引いて上半身をねじる。ねじっている間、目を時計まわり、反時計まわりに交互にまわす。反対側も、①～②を同様に行う。

いすを使った犬のポーズ

1

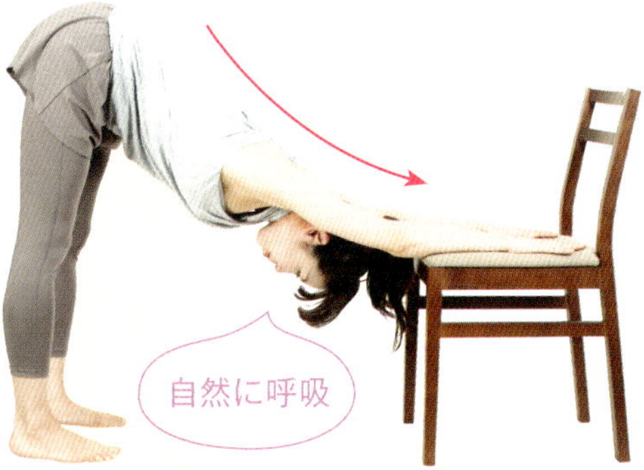

足を肩幅に開き、手をいすの座面について、手を伸ばして前屈をする。腰からひざ裏、背中を気持ちよく伸ばす。

2

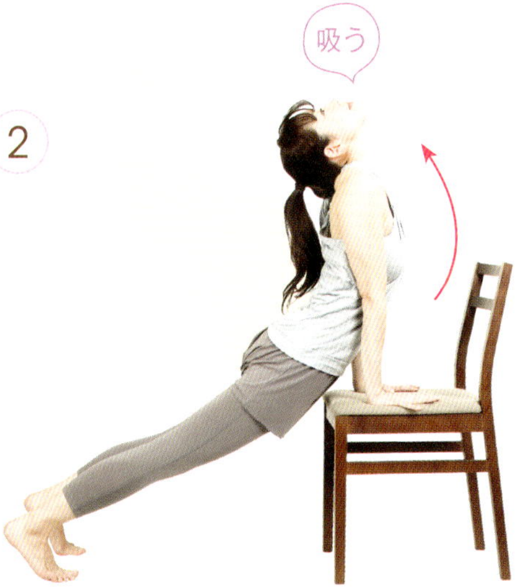

息を吸いながら、骨盤を前に押し出し、かかとを上げる。手は、上半身を支えるように伸ばす。首の前面を伸ばし、目線は天井に。

夜のヨーガ

（ヴァータを鎮めるヨーガ）

夜は月の影響を受けるカパの時間ですが、穏やかな気持ちをヴァータの性質がじゃましがち。ヴァータが増えすぎて気分が落ちつかないときは、リラックスできるポーズを行い、１日の疲れを癒しましょう。

首をゆるめるポーズ

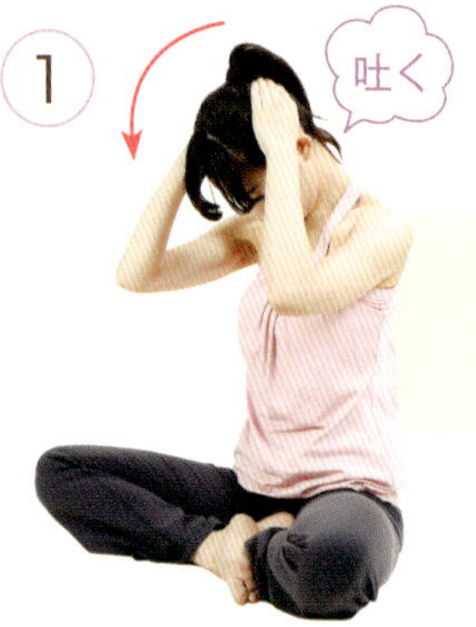

あぐらなど、楽な姿勢で座る。両手を後頭部に添え、息を吐きながら首の後ろを伸ばす。

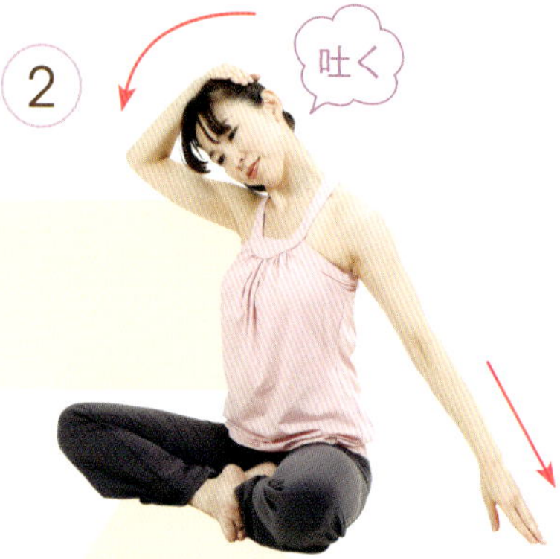

右手を耳の上に添え、息を吐きながら頭を右側に倒す。左手は伸ばして、指先は床に。左右とも行う。

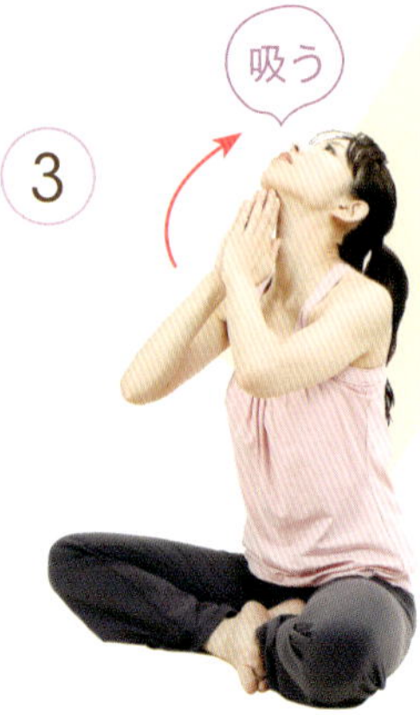

両手を合わせ、指先をあごの下にあてる。息を吸いながら指であごを押し、首の前面を伸ばす。

背中を伸ばすポーズ

1

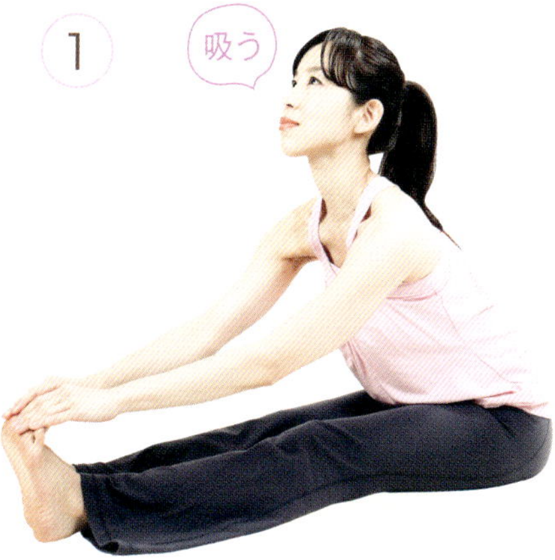

両足を伸ばして座り、息を吸いながら指でつま先をもち、背中を反らせる。つま先をもてない場合は、タオルなどをつま先に引っかけて。

2

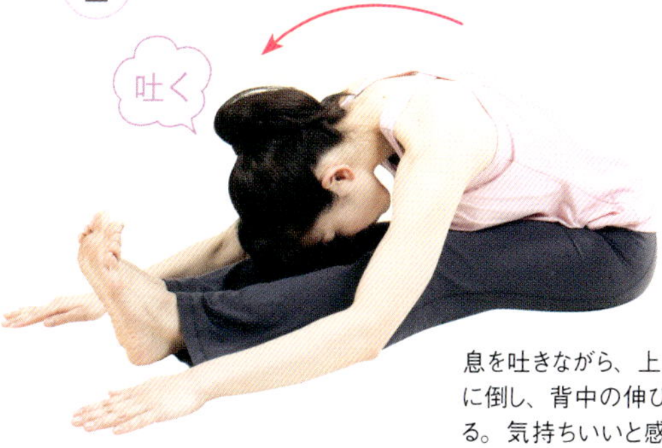

息を吐きながら、上体を前に倒し、背中の伸びを感じる。気持ちいいと感じる程度まで伸ばし、キープする。

眠れる英雄のポーズ

1

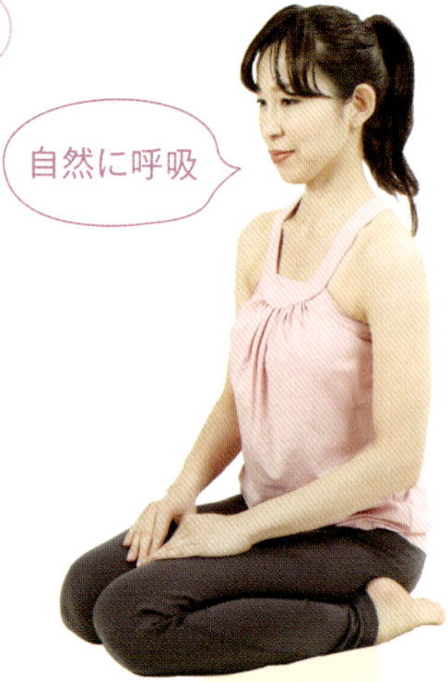

自然に呼吸をしながら、正座をして両足を外側に外す。ひざはそろえる。

2

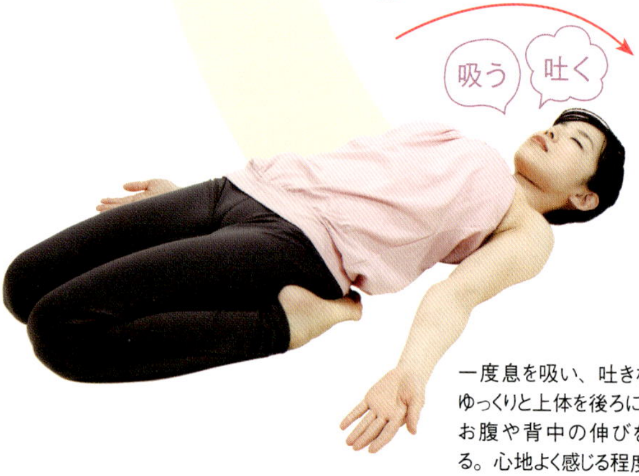

一度息を吸い、吐きながらゆっくりと上体を後ろに倒し、お腹や背中の伸びを感じる。心地よく感じる程度にポーズを保って。戻るときは手も使ってゆっくり起き上がる。

鋤《すき》のポーズ

1

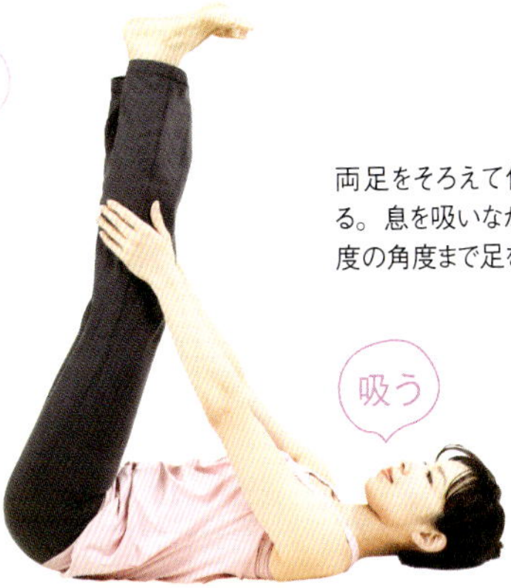

両足をそろえて仰向けになる。息を吸いながら、約90度の角度まで足を上げる。

2

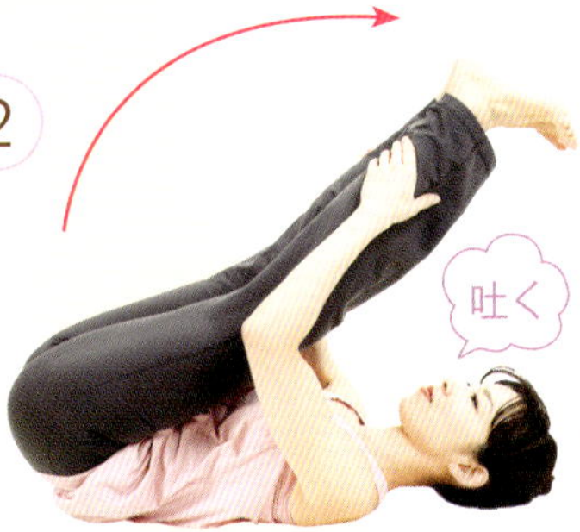

息を吐きながら、上げた足を胸のほうに引き寄せる。

3

できれば、そのままお尻を上げ、足を頭頂部の先の床につけ、手は後ろに伸ばして組む。自然な呼吸で20秒ほどキープする。

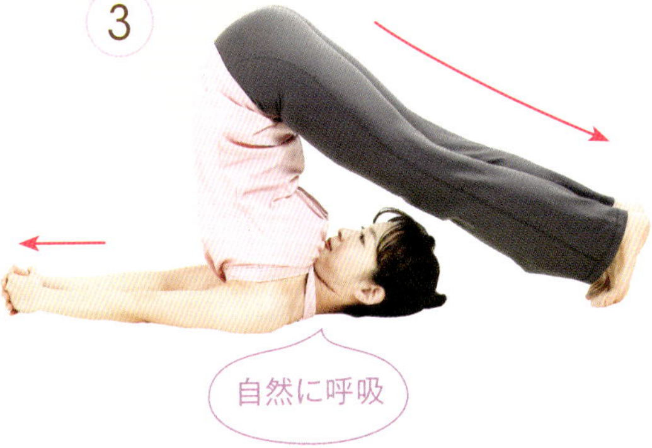

呼吸法でエネルギーを調整

ヨーガにおける呼吸とは、「生命力」を体にとり入れるための手段です。「吸う」「吐く」に意識を向けることで、心身を浄化させましょう。

呼吸と心、体は深くつながっている

深呼吸には、緊張や焦りで浅く早くなってしまう呼吸を落ちつかせるとともに、心も落ちつける効果があります。心が安定していると、呼吸もスムーズになります。つまり、呼吸と心、そして体は、深くかかわり、影響し合っているといえるのです。

呼吸法は「プラーナーヤーマ」とよばれます。「プラーナ」が“気”、「アーヤーマ」が“コントロールする”という意味です。アーユルヴェーダでは、呼吸をコントロールすることで、ヴァータ、ピッタ、カパの３つのエネルギーのバランスを調えられると考えます。

呼吸法を行うときは、吐く息と一緒に、心身の不調が体の外に出ていくとイメージしましょう。すると、末梢化物（アーマ）や不要なものがスーッと消え、心と体が楽になるのがわかるはず。また、呼吸法をとり入れ、普段何気なくしている呼吸に意識を向けることで、自分の心と体の状態に気づきやすくなります。

呼吸法を行うときの注意点

- 呼吸は、鼻から吸い、鼻から吐くのが基本です。
- 本書で紹介する呼吸法はどこでも行えるものですが、はじめのうちは静かな場所で行ったほうが集中しやすいでしょう。
- 慣れないうちは、長く呼吸法を行うと、めまいがすることがあります。その場合は、すぐに中止し、自然の呼吸に戻してください。

自律神経を調える呼吸法

ヴァータ、ピッタ、カパのすべてのタイプに効果をもたらす、
スペシャル呼吸法を紹介します。

太陽と月の呼吸

交互に呼吸し
自律神経のバランスを調える

楽な姿勢で座り、右手の人差指と中指を鼻の右側にあて、左手は右脇にはさみ込む。この状態で、左の鼻から吸い、左の鼻から吐くことを5～10回程度くり返す。右側も同様に行う。脇に手をあてることで反対の鼻の通りがよくなり、鼻炎にも効果的。

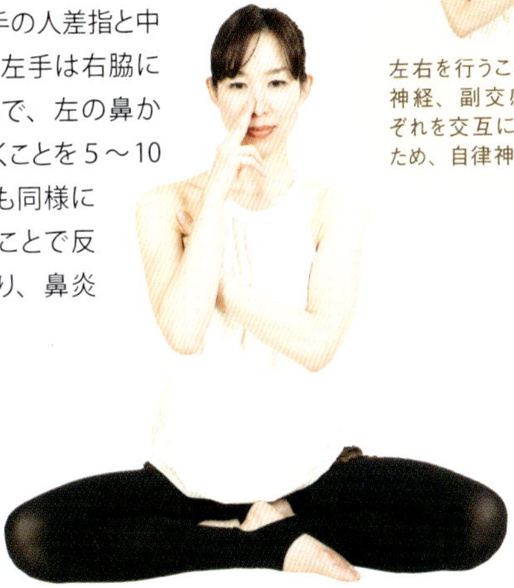

POINT

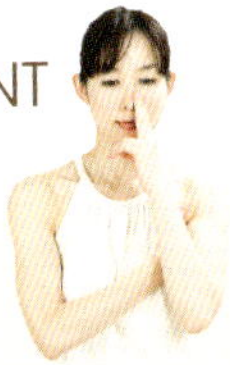

左右を行うことで、交感神経、副交感神経それぞれを交互に刺激できるため、自律神経が調う。

Column

左右の呼吸がもたらす作用の違い

右の鼻腔で息を吸ったときと、左の鼻腔で息を吸ったときでは、心身への影響が変わります。

太陽の呼吸（右の鼻腔から吸う呼吸）は、温める、活力を得る、左脳に働きかけるなどの作用が。月の呼吸（左の鼻腔から吸う呼吸）は、冷ます、穏やかにする、安定させる、右脳に働きかけるなどの作用が期待できます。

心のバランスを調える呼吸法

3つの性質ごとに、おすすめの呼吸法を紹介します。
呼吸に意識を向けることは、自分を知る第一歩でもあります。

落ちつかないとき（ヴァータを鎮める呼吸）

はちの音呼吸法

ソワソワする気持ちをリラックスさせる

楽な姿勢で座り、両手でまぶたを軽く覆って指先が眉間のあたりにくるようにする。息を吸ったあと、鼻から息を吐き、「んー」という音を10秒程度出す。これを3回程度くり返して、眉間のあたりに音が充満することを感じる。

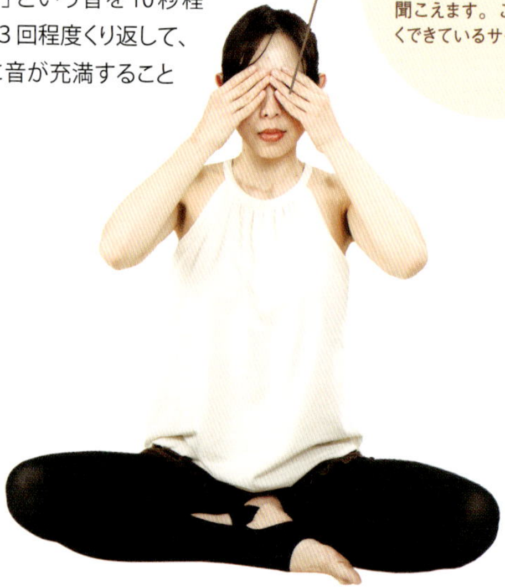

POINT

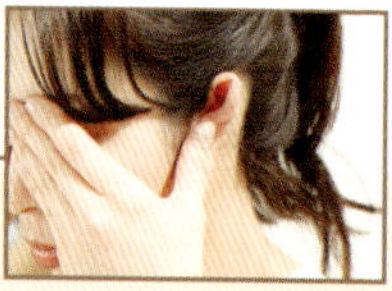

呼吸の後に、親指で耳をふさぐと「ジー」という音が聞こえます。これが、正しくできているサインです。

イライラするとき（ピッタを鎮める呼吸）

冷却呼吸

ほてった頭をクールダウン

楽な姿勢で座り、舌を丸めて口からつき出すようにする。十分に息を吐いた後「シー」という音を出しながら5秒かけて息を吸い込む。吸いきったら体内に呼吸を充満させ、鼻からゆっくり吐く。冷たい空気が体内に入っていく様子をイメージしながら行う。

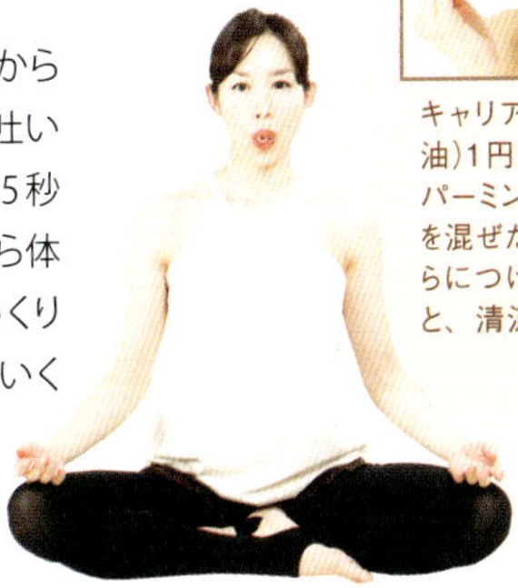

POINT

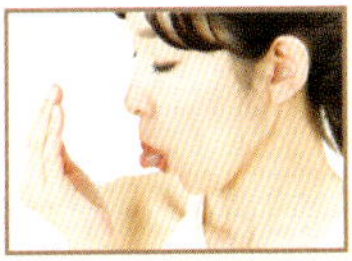

キャリアオイル（植物油）1円玉程度と、ペパーミントの精油1滴を混ぜたものをてのひらにつけて香りを吸うと、清涼感アップ。

無気力なとき（カパを鎮める呼吸）

火の呼吸

停滞したエネルギーに火をつける

楽な姿勢で座り、お腹に両手をあてる。息を吸い、「フッ」と音を出しながら鼻から勢いよく吐く。吐くときに腹筋を刺激するように両手でお腹を押す。吐いた反動で息が自然と鼻に入るので、吸うことよりも吐くことに重点をおく。これを30～50回くり返す。

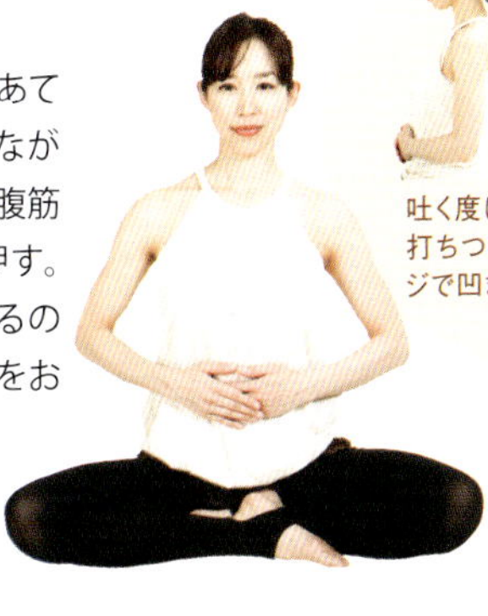

POINT

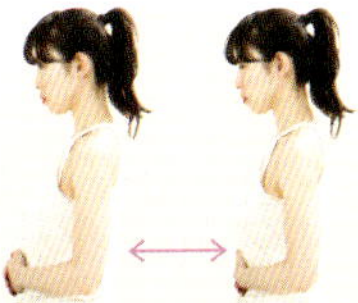

吐く度にお腹を背中に打ちつけるようなイメージで凹ませます。

瞑想で心を落ちつける

**瞑想をして、自分の状態に気づき、心を落ちつかせましょう。
頭がスッキリし、イキイキと過ごすことができます。**

自分と向き合い「気づく」ことが瞑想になる

瞑想というとかなり難しいイメージがあると思いますが、心や体に意識を向け、今の状態に気づくだけでも、それは「瞑想状態」と呼べます。ちょっと疲れて呼吸が浅くなっているな、イライラして息が上がっているな、そんな自分の状況に気づくことも、瞑想のひとつなのです。

瞑想の注意点

- 静かな環境で行いましょう。今回紹介する瞑想法はどこでも行えるものですが、はじめのうちは、静かな場所で行ったほうが、集中しやすいでしょう。
- リラックスできる服装で行いましょう。
- 適度な空腹状態のときに行うのが集中しやすく、おすすめです。

外出先でも行える瞑想

外出先でも簡単に行える瞑想を紹介します。
気分がすっきりしないときなどに、挑戦してみて。

波《は》紋《もん》瞑想《めいそう》

今必要な言葉を体にしみ込ませる

いすや床に楽に座って深呼吸をします。心の中で、波ひとつない水面を想像します。そこに、小石に見立てた今必要な言葉（ありがとう、愛、調和など）がポトンと落ち、静かな水面に波紋が広がるように、その言葉が全身にしみていくイメージをもちましょう。

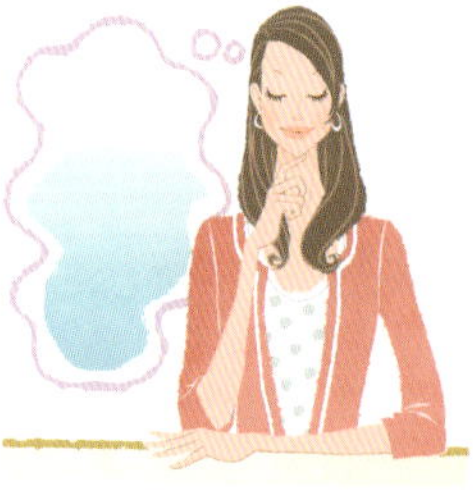

1日を穏やかに過ごす瞑想法

時間帯別に、気持ちを穏やかにするおすすめの瞑想法を紹介します。
生活の中に上手にとり入れて、自分の状況を把握するようにしましょう。

朝の瞑想

1日のはじまりに
気持ちを前向きに

笑顔の瞑想

朝起きてすぐに、鏡の前に立ちます。顔をゆがめたり、大きな口を開けてみたり、おかしなポーズをとってみたり……。思いつくままに体を自由に動かし、その姿を観察しましょう。呼吸は自然な呼吸をくり返します。

瞑想の仕上げに、思いっきり笑いましょう。はじめは無理をして笑っていても、次第に自然と笑いがこみ上げてきて、前向きな気持ちになります。

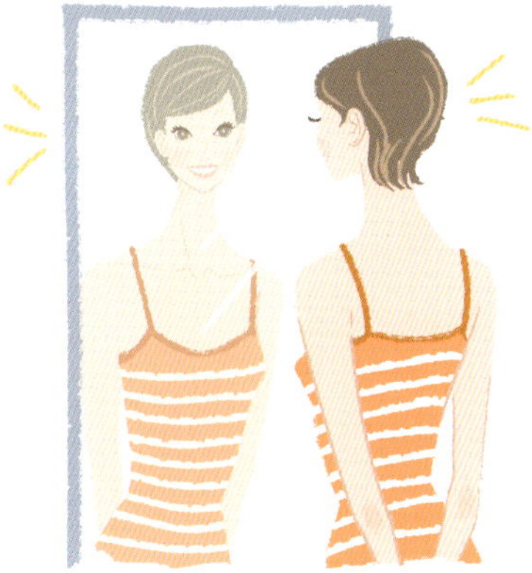

昼の瞑想
手を止めて
自分の体の状態をチェック

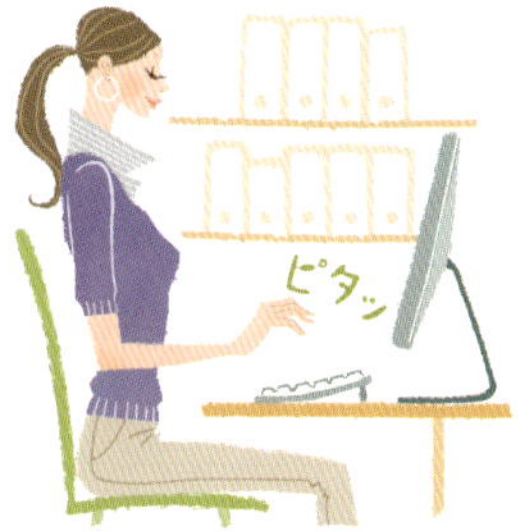

ストップ瞑想

仕事中や家事をしているときに、パソコンを打つ手を30秒止める、お皿を洗う手を30秒止めるなど、日常の動きを突然止める瞑想です。動きを止めている間、体の状態に意識を向けてみましょう。息が思いのほか上がっている、肩に力が入っている……など、自分の状態に気づくはず。すると、心にスペースができ、ゆとりがうまれ、その後の仕事や家事が楽になるはずです。

夜の瞑想
溜まった疲れや不安を
泡のように消す

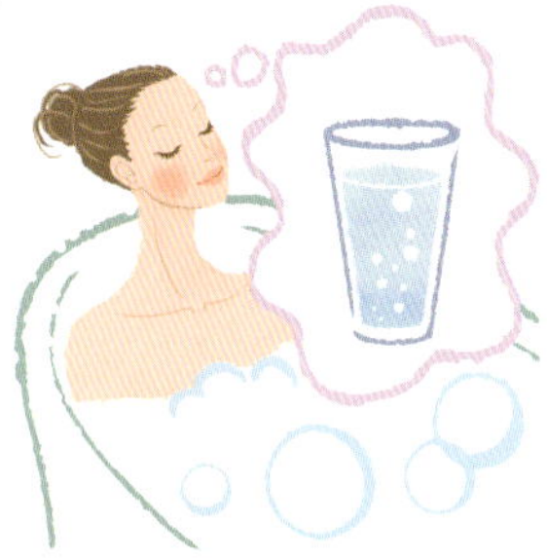

ソーダ水瞑想

お風呂の中や寝室で、そっと目を閉じます。ソーダ水の入ったコップをイメージし、コップの底から、その日にあった嫌なできごとが泡のように湧くイメージをもちましょう。表面まで上がってきた泡がはじけると同時に、その嫌な気持ちがふっと消えます。泡があらわれてから消えるまで５～８秒ほどかけ、ゆっくり行います。

瞑想の最後には、「明日はすべてにわたり、ますますよくなる」とイメージし、感謝の気持ちをもって、瞑想を終えましょう。

PART 5

アーユルヴェーダでヘルスケア

自分で不調を予防・改善するヘルスケアの知識を、アーユルヴェーダで身につけましょう。本書で紹介するのは、ヨーガやマッサージ、食事など、どれも簡単にできるものばかり。自分の心と体の声を聴きながら、実践してみてください。

ヘルスケアのきほん

自分で不調を予防・改善するヘルスケアの知識を身につけて、健康を維持しましょう。どれも簡単に実践できます。

「内なる智恵」を大切にして心地よいヘルスケアを

インドでは、アーユルヴェーダを医療としてとらえています。実際にインドの人々は、病院で治療を受けるだけでなく、「家庭の医学」としてもアーユルヴェーダを実践しているのです。

古くから体系化されてきたアーユルヴェーダの理論の中には、ヘルスケアに役立つ智恵も満載です。実践するときは自分の中の「内なる智恵」に耳を傾けながら行うことが大切。自分の体を見極め、体や心が喜ぶケアを行いましょう。

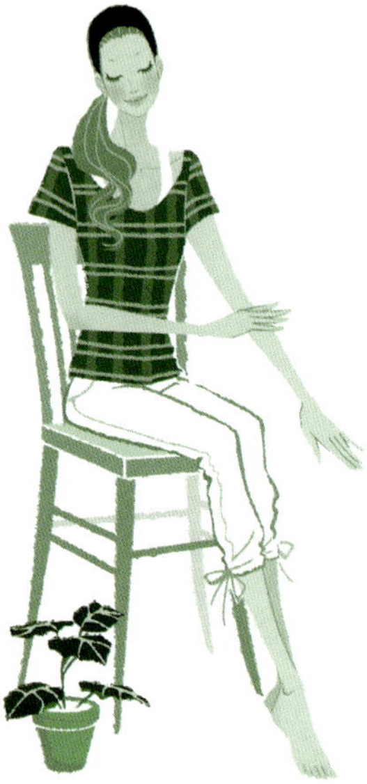

ヘルスケアの注意点

- ヘルスケアは病気の治療ではなく、あくまで健康の増進を目的として行うものです。
- 自分が「心地よい」と感じるケアが大切です。
- 症状が長引く場合などは、医師の診断を受けるようにしましょう。

ヘルスケア❶

疲れがとれにくい

カパの増加や未消化物の蓄積が主な原因

体が重くてだるい、疲れがとれないといった慢性的な疲労は、体内でカパが増えすぎたことで起こります。とくに、カパが増えやすい春や朝方は、体が重くなりがち。

また、消化の火（アグニ）が低下し、未消化物（アーマ）が蓄積することでも、同様の症状が現れます。疲れがとれにくいときは、カパの乱れを調節し、未消化物（アーマ）を浄化するケアを行いましょう。また、休みなく働くとヴァータが増え、ストレスを感じやすくなります。朝と夜のリズムを大切にしましょう。

ヨーガや呼吸法、元気が出る食材で疲労を回復

カパの増加は、ヨーガや呼吸法（→122ページ）で体を活性化させて調えましょう。未消化物（アーマ）の浄化には、にんにくやしょうが、シナモンがおすすめです。

疲れがとれないときの対処法

ヨーガ

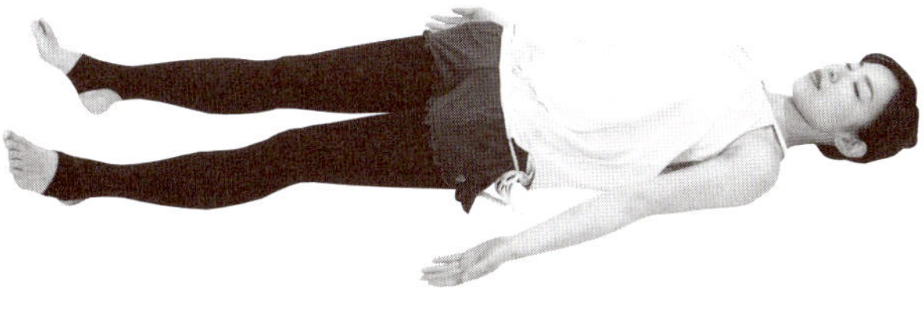

ヨーガで筋肉や関節、内臓を活性化させて、活力を呼び覚ましましょう。とくにおすすめのポーズは、「全身のめぐりをよくするポーズ」④のシャヴァーサナ（→103ページ）。ゆったり行うことで、心の疲れもとれます。

ヘルスケア②

眠れない

多くの人が抱える睡眠障害

睡眠のトラブルを抱えている人は3人に1人ともいわれています。代表的な睡眠障害に、体は疲れているのになかなか眠れない「入眠障害」、眠りが浅い「熟眠障害」、朝早く目覚めてしまう「早朝覚醒」、寝ている途中に何度も起きてしまう「中途覚醒」などがあります。

ヴァータやピッタが増えていると、「眠れない」と思い悩み、余計に眠れなくなってしまうことも。

リラックス度を高めて、安眠を誘う

安眠には、眠る前の入浴が効果的です。ヴァータを鎮めるために、半身浴（→83ページ）や、ヴァータの過剰を調えるヘッドマッサージ（→89ページ）を行うとよいでしょう。セルフマッサージや穏やかな音楽、安眠効果の高い寝具なども不眠の解消につながります。

また、朝起きたらカーテンを開けて、日光を浴びましょう。体内時計がリセットされ、「朝起きて夜眠る」という習慣が身につきます。

眠れないときの対処法

ヨーガ

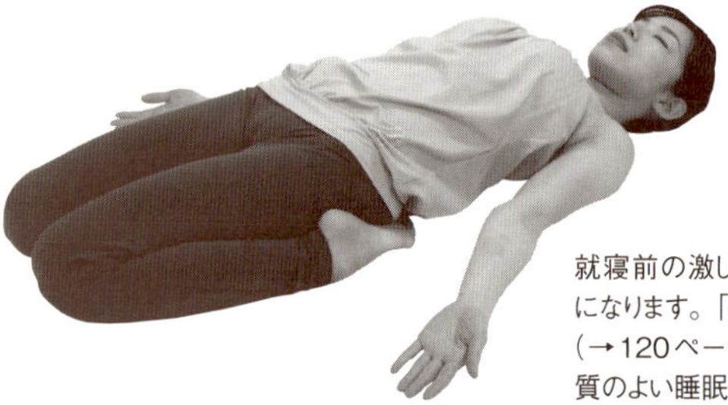

就寝前の激しい運動は睡眠の妨げになります。「眠れる英雄のポーズ」（→120ページ）で疲労をとり除き、質のよい睡眠を促して。

ストレス

ストレスは心と体の不調を引き起こす

過度のストレスは自律神経のバランスを乱し、体の不調も引き起こします。日頃からうまく発散し、心身の健康を維持しましょう。

人によって、ストレスの受けとり方は異なります。ヴァータの人は不安を感じ、落ちつきがなくなります。ピッタの人はイライラや怒りが強くなるでしょう。カパの人はひとりで抱え込んでしまう傾向があります。

心と体を鎮め、心身に毒素を溜めないこと

ストレスへの対処は、以下の３点を心がけましょう。

①体のバランスを保つ…自分の体に無理をさせない。笑ったり、楽しいことをしたりするのも◎。

②心のバランスを保つ…正しい呼吸を心がけ、瞑想などで心を落ちつかせる。

③心身を浄化する…食事に気をつけ、体内に毒素を溜め込まないようにする。

ストレスの対処法

ヨーガ

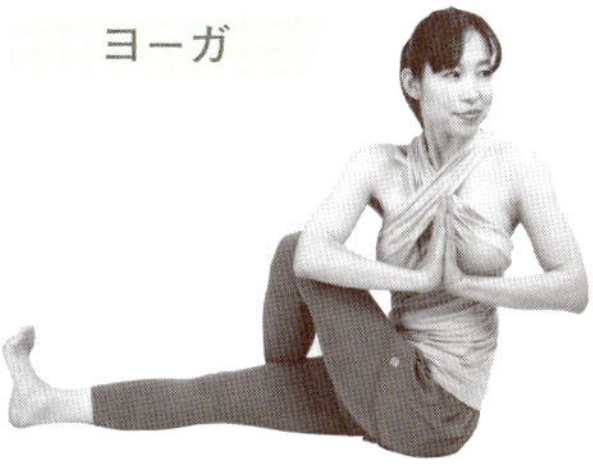

ストレス解消に効果的なヨーガ。安定した呼吸で行い、心身を鎮静しましょう。体を動かすこともストレス解消になります。心地よいと思うポーズをとって。

瞑想

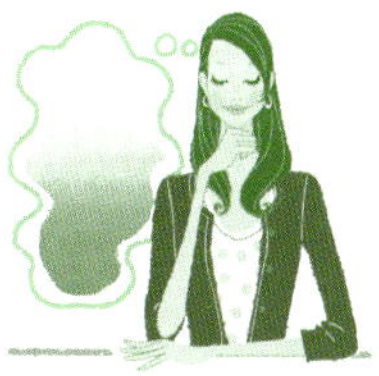

瞑想は手軽なストレス解消法。ストレス要因を追い払おうとするのではなく、頭をすっきりさせて、心を穏やかにします。

ヘルスケア④

風邪

ヴァータを鎮めるケアを中心に行う

アーユルヴェーダでは、風邪を次の４タイプで考えます。①全身のだるさと激しい頭痛を伴うヴァータ性の風邪、②胃腸に不調が出やすいピッタ性の風邪、③くしゃみが頻繁に出て頭が重くなるカパ性の風邪、④発熱するなど症状が重くなりがちな複合タイプ。

風邪のひき始めであれば、ヴァータを鎮めることが回復のポイントになります。まずは次の７つの対処法を実践してみましょう。

①休息を十分にとる
②体を温める
③食事量を減らす
④ビタミンCをとる
⑤生のにんにくを２片食べる
⑥うがいをする
⑦お湯にしょうがやユーカリの精油を入れて、湯気を吸入する

ただし、心身の未消化物（アーマ）を、症状によって排出しようとしている場合は、抑え込まないほうがよいケースもあります。

風邪の対処法

飲みもの

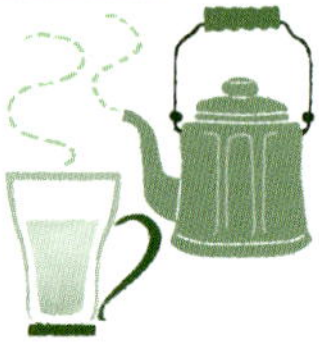

しょうが、黒こしょう、長こしょう（※）を同量混ぜたスパイス「トリカトゥ」に、はちみつを小さじ４分の１程度加え、適量のぬるめのお湯を入れて飲みます。寒気や熱があるときにおすすめ。

足浴

熱があるときは、足浴が◎。42度くらいのお湯におろしたしょうが、またはターメリックを入れ、20分程度足浴をしましょう。ぬるくなったら、お湯を足します。終了後は、温かいふとんで休みましょう。

※東南アジア原産のこしょう。ピッパリー、フィファチとも呼ばれる。沖縄物産展やインターネットショップなどで購入可。

ヘルスケア⑤

せき、のどの痛み

カパの増大が、せきやのどのトラブルを招く

アーユルヴェーダでは、せきやのどの痛みなどの呼吸器疾患は、カパのバランスが乱れることで起きると考えられます。そのため、カパを増やす甘味、酸味、塩味は控えるようにしましょう。反対に辛味、苦味、渋味はカパを調えるのでおすすめです。

また、軽いのどの痛みがくり返し起こるときは免疫力の低下が原因です。

うがいや食事療法で、痰を排除する

乾いたせきやのどの痛みが続くようなときは、ヴァータが増えています。そんなときは、ターメリックと塩をお湯に混ぜたものか、大さじ1のごま油で1分間うがいをしましょう。また、黒こしょうとはちみつを混ぜると、強力な去痰剤になります。これは鼻水を伴う症状にも効果的です。

食事は添加物などを避け、シンプルな料理法を選ぶようにして。

のどの痛みの対処法

ヨーガ

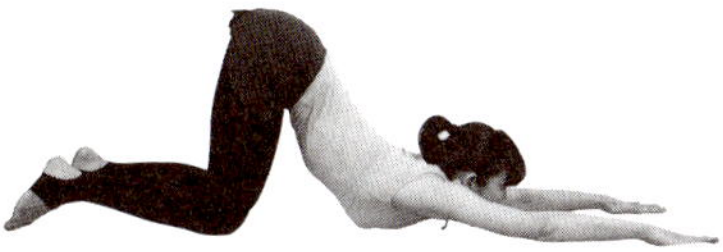

呼吸器の不調には、カパゾーンを刺激する「ネコのポーズ」(→112ページ)で停滞したカパをとり除きましょう。免疫力の低下には、「全身のめぐりをよくするポーズ」(→102ページ)がおすすめ。

せきや痰の対処法

飲みもの

❶ ジンジャーティー

しょうがをすりおろし、紅茶に加えます。はちみつを混ぜて飲むと、のどが潤います。去痰作用のあるシナモンを加えるのも◎。

❷ タイムのハーブティー

強力な抗菌作用と去痰作用があります。うがいに使用してもOK。

❸ アロエジュース

食後に飲みましょう。

ヘルスケア⑥

頭痛

頭痛は3つの性質の乱れによって起こる

アーユルヴェーダでは、頭痛を４タイプに分けて考えます。

①ヴァータ型頭痛…筋肉の緊張によって起こり、痛みが持続する。

②ピッタ型頭痛…側頭部がズキズキと痛む、片頭痛の症状。

③カパ型頭痛…１日中動かないときに、頭や体が重苦しく感じる。

④アーマ（未消化物）型頭痛…頭痛が頻繁に、不規則に起こる。

痛みはヴァータの増加が引き起こしますが、ピッタとカパの増加や毒素の蓄積も原因に。３つの性質のバランスを調え、毒素を排出することが重要です。

睡眠と規則正しい生活で慢性頭痛を改善する

頭痛を改善するには、睡眠をしっかりとり、規則正しい生活を送ることが大切です。ストレスも悪化の要因となりうるので、リラックスできる時間を多くつくって。コーヒーなどのカフェインは、控えるようにしましょう。

頭痛の対処法

ヘッドマッサージ

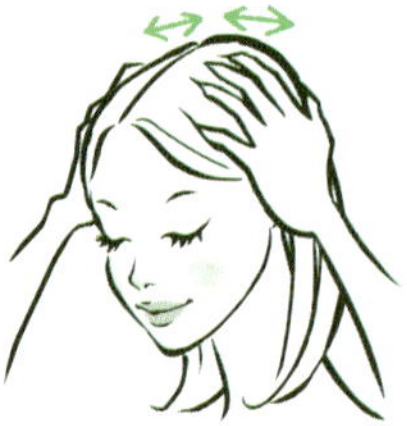

ヴァータ型頭痛には、「ヴァータの過剰を調えるヘッドマッサージ」（→89ページ）で血行をよくし、冷えや緊張をほぐしましょう。

スチーム

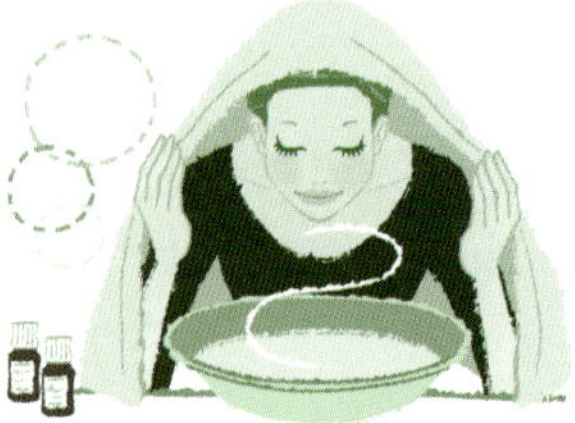

カパ型頭痛は、ユーカリの精油を使用したスチームが効果的。ピッタ型頭痛は、目の疲れも原因なので、目を休ませましょう。

ヘルスケア⑦

吐き気、二日酔い

溜まりすぎたカパを排出しようとして起こる

食べすぎや、脂っぽいもののとりすぎなどで起こる吐き気は、消化不良が原因です。アーユルヴェーダでは、溜まりすぎたカパを排出しようとする正常な反応ととらえ、薬などで吐き気を抑えるべきではないと考えています。

ただし吐き気が続く場合は、病気の可能性もあるので病院で受診を。まずは食生活の見直しをはかり、消化の火（アグニ）を高める食べものを積極的にとりましょう。コリアンダーなどのスパイスや柑橘類がとくにおすすめです。

スパイスやしょうが湯ですっきり

吐き気には、しょうがの搾り汁を白湯に入れて飲むのが有効。ミントティーや、レモンとはちみつを同量加えて飲むのも効果があります。二日酔いによる気持ち悪さには、番茶に梅干しとしょう油、しょうがの搾り汁を加えて飲むとよいでしょう。

吐き気の対処法

飲みもの

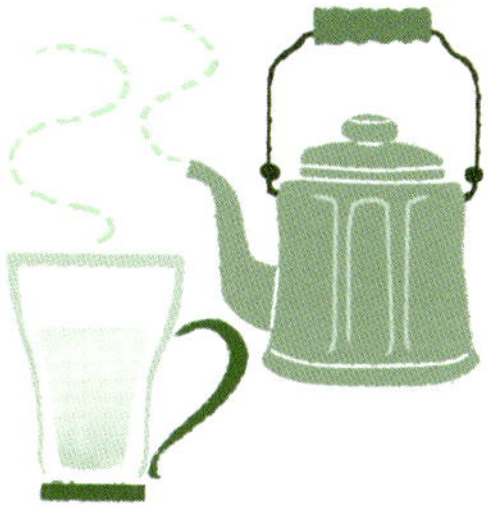

吐き気には、消化の火（アグニ）を高めるしょうがの搾り汁を、白湯に入れて飲むのがおすすめ。ミントティーもよいでしょう。

ヘルスケア⑧

夏バテ

適度に汗をかき、消化の火を活発に

夏の暑さによって起こる夏バテ。食欲の低下や倦怠感、ときにはめまいや発熱することもあります。これらの原因を、アーユルヴェーダでは消化の火（アグニ）の低下にあると考えています。スパイスを使った料理は食欲を高め、消化の火を燃えやすくするので、適度にとるとよいでしょう。また、汗には浄化の作用もあるので、夏は適度に汗をかきましょう。

消化のよい食事と、環境づくりに工夫を

夏バテの改善には、食生活の見直しも肝心。体力をつけようとスタミナ料理を食べるのは、消化力が弱っているこの時期は逆効果。食事の量は少なめにし、熱すぎない白湯を適度にとるようにします。夜は冷たい飲みものや甘い果汁をとると体が冷えてしまうので、控えましょう。また、冷房はなるべく控え、自然の風を部屋にとり込んでください。

夏バテの対処法

ヨーガ

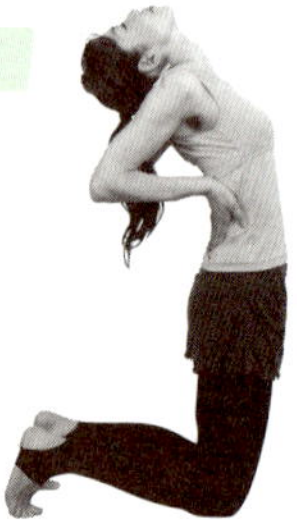

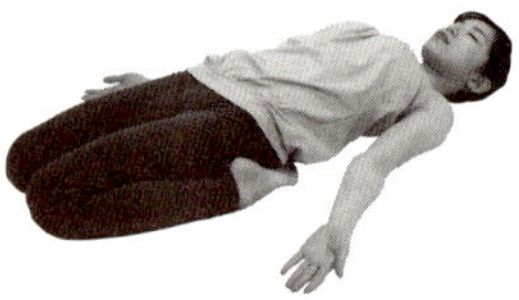

ヨーガで軽く汗を流し、体内を浄化しましょう。「らくちんラクダのポーズ」（→109ページ）や「眠れる英雄のポーズ」（→120ページ）などの、消化力を高めるポーズを中心に行って。自然の風を浴びながら行うのがポイントです。

ヘルスケア⑨

月経トラブル

月経中は、浄化することを第一に

アーユルヴェーダでは、月経を浄化のための自然現象だと考えます。体のサイクルとしてはヴァータが増え、風や空のエネルギーが強くなる時期。エネルギーのバランスを調えながら、月経期間中にきちんと浄化を完了させる必要があります。

以下のポイントに注意しながら、月経期間を過ごしましょう。

①十分な休息をとる…仕事をセーブし、ゆったりと過ごす。

②昼寝を控える…血液循環が悪くなるので、できるだけ控えて。

③激しい運動を控える…15 ～ 30分の軽い運動（散歩など）は◎。

④初日は洗髪を控える…頭部に触れることでエネルギーの乱れが起こると考えられているため、初日は控えたほうが無難。

⑥ヴァータを鎮静させる食事を…チョコレートなど体に刺激を与えるものは控え、消化がよいものに。

⑦過剰な刺激を避ける…五感が敏感になるので、刺激はなるべく避ける。

⑧意識を内側へ向ける…自分の体と心に意識を向け、浄化に集中。

布ナプキンでスムーズな浄化をうながす

月経中はスムーズに浄化をうながすことが重要なので、タンポンではなく、ナプキンを使用することをおすすめします。市販の使い捨てナプキンで肌荒れを起こしてしまうという人は、オーガニックコットンを使用した布ナプキンを使用すると、より快適に月経期間を過ごせるでしょう。

月経トラブルの対処法

布ナプキン

布ナプキンは通気性がよく、ムレやかぶれなどの肌ストレスの軽減が期待できます。毎日、経血のついたナプキンを洗う手間が生じますが、体の中で正しく、浄化が行われていることが感じられます。ただし、無理に使用する必要はありません。

ヘルスケア⑩

便秘、下痢

ヴァータが増えすぎることで起こる便秘

女性に多い便秘の原因は、便意をもよおしているときに我慢し、排便のリズムが狂うケース。きちんと睡眠をとり、トイレの時間を決め、規則正しい生活を送ることが改善につながります。

アーユルヴェーダでは、便秘はヴァータが増えることで起こると考えます。ヨーガのポーズや呼吸法、瞑想などを習慣にするとよいでしょう。また、便秘の改善には果物に含まれる水溶性食物繊維がおすすめ。焼きりんごなどが最適です。

ピッタの乱れが原因で起こる下痢

アーユルヴェーダでは、下痢は増えすぎたピッタを浄化しようとする反応と考えます。軽い下痢やストレスからくる下痢には、熟れていないバナナを煮て、しょうが粉とギー（→157ページ）をかけて食べるとよいでしょう。

Column
うんちセラピーのすすめ

便は健康のバロメーター。ヴァータが増えるとコロコロした固い便に、ピッタが増えると下痢ぎみだったり悪臭がする便に、カパが増えると重くねっとりとした便が出ます。排せつ後はきちんと確かめて、自分の健康状態をチェックしましょう。

【健康的なうんちとは？】

- □黄色がかった茶色をしている
- □発酵性の漬けもののようなにおいがする
- □バナナ状の形をしている
- □量は100～250g（目安）

ヘルスケア⑪

肩こり、腰痛

肩や腰の痛みの原因は、ヴァータの乱れ

慢性的な肩こりや腰痛は、主に筋肉の疲労が原因です。アーユルヴェーダでは、腰痛や肩こりをヴァータ性の疾患ととらえています。長時間同じ姿勢で座っていたりすると、全身の血行が悪くなって乳酸などの疲労物質が蓄積され、痛みが起こってしまうのです。

しかし、痛み自体はヴァータの増加が原因でも、消化力が衰えるとピッタ性の肩こりが、運動不足が続くとカパ性の痛みによる肩こりが起こるといわれています。さらに未消化物（アーマ）の蓄積も、肩こりや腰痛の原因になるので注意しましょう。

入浴やマッサージ、ヨーガで改善

筋肉の緊張をほぐすには、血行を促進する入浴やマッサージが有効です。また、適度な運動やストレッチは肩こりや腰痛の予防・改善に欠かせません。

肩こりの対処法

マッサージ

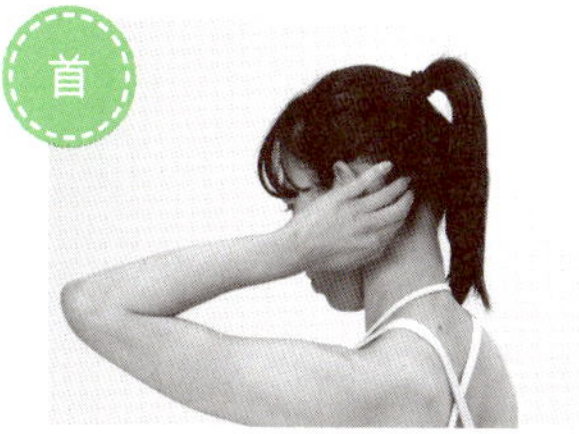

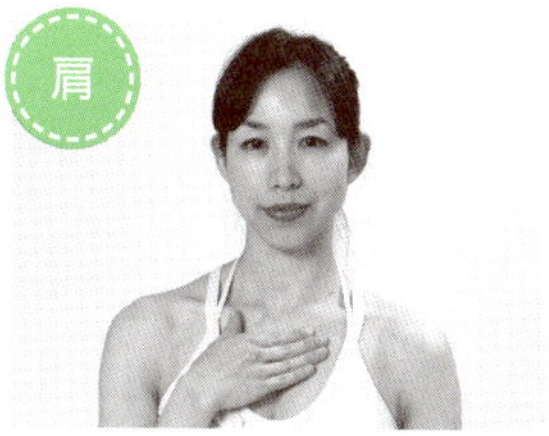

マッサージで痛みの原因であるヴァータを鎮めましょう。「首のマッサージ」（→71ページ）、「肩のマッサージ」（→74ページ）を参考に、自分のタイプに合ったマッサージをするとより効果的です。乾燥する冬は、ごま油などを使用したオイルマッサージをしてもよいでしょう。

ヘルスケア⑫

花粉症

カパの蓄積で起こる花粉症

自律神経や免疫系のバランスが乱れ、起こる花粉症。アーユルヴェーダでは、春に体内のカパが増加したことで、花粉症が起きると考えられています。

つまり、もともとカパが多い、カパタイプの人は、花粉症にかかりやすいといえます。

冬の間からカパを増大させない工夫を

春に起きる花粉症の予防としては、冬にカパを蓄積させない生活を心がけることが肝心です。

食事は腹八分目にし、温かいものをとりましょう。カパを減らす作用があるしょうがや七味唐辛子などのスパイスは、辛味で温性の効果をもつので、冬の間から適宜とり入れます。春になったら、フキなどの苦味のある山菜類をとるのも効果的。カパを増やす乳製品や炭水化物、塩分は冬の間から控えたほうが無難です。

また、適度に体を動かすことも大切。「カパを鎮めるヨーガ」（→108、110ページ）を中心に、心地よいポーズをとりましょう。

花粉症で鼻がムズムズするときは鼻洗浄をすると、すっきりします。やり方は、ぬるめのお湯（コップ１杯程度）に塩小さじ１を混ぜて小さめの急須に入れます。片方の鼻腔に入れ、反対の鼻腔から出すだけ。最後にフッフッと、鼻から息とお湯を吐き出します。

花粉症の対処法

朝の入浴

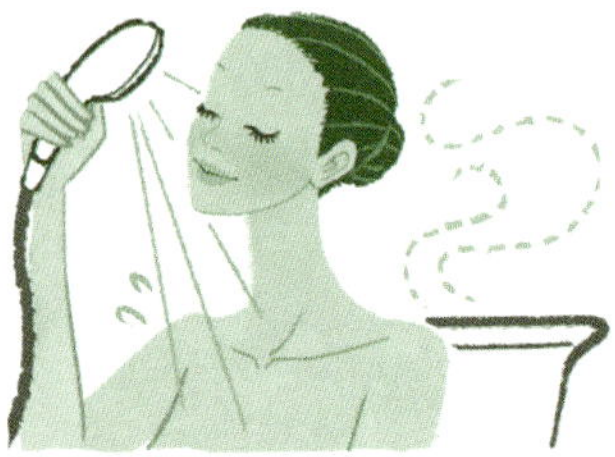

夜に洗髪すると頭が冷えるので、朝にしましょう。起床後に入浴して体を温めると、鼻の調子もよくなります。

ヘルスケア⑬

冷え

女性に多く、ヴァータの増えすぎが原因

体の冷えは、圧倒的に女性に多いです。筋肉量が少なく、基礎代謝が低いと、体温も低くなり、結果的に冷えが起こります。

アーユルヴェーダではヴァータが増えすぎて血液循環が悪くなり、冷えが起こると考えますが、消化の火（アグニ）が低下してしまうことも原因のひとつとされています。

食生活を見直し、足浴などで体を温めて

冷えを改善するには、まず食生活の見直しを。ヴァータを増やすものや、消化の負担になるものに注意しましょう。冷たい飲みものや、生野菜はできるだけ避けて。脂っこいものや果物も控えます。おすすめはおかゆなど、温かくて消化によい食べもの。体を温めるしょうがやこしょう、にんにく、唐辛子なども積極的にとるとよいでしょう。

入浴などで体を温めることも忘れずに。足浴で行う温冷浴も効果的です。洗面器にお湯を入れて、すりおろしたしょうがを適量入れます。３分間くるぶしまでつけ、今度は水の入った洗面器に足をつけます。これを何度かくり返すと自律神経が刺激され、冷えの改善が期待できます。

また、冷えには、ヨーガや散歩もおすすめ。運動が習慣化すると基礎代謝も上がります。

冷えの対処法

食べもの

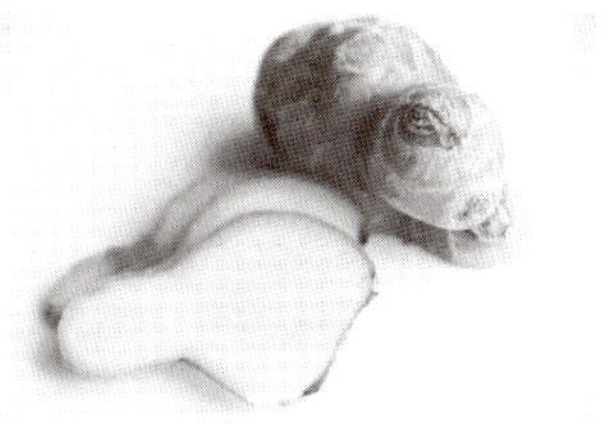

ヴァータを増やすコーヒーなどの刺激物はなるべく避けましょう。冷たい飲みものや食べものもNG！ 体を温めるしょうがなどを積極的にとって。

ヘルスケア⑭

更年期障害

女性ホルモンの減少が原因で起こる

閉経の前後約10年を「更年期」といいます。その間に起こるほてり、イライラ、抑うつといった心身のトラブルを更年期障害といい、女性の誰にでも起こりえます。

更年期障害は卵巣機能が低下し、女性ホルモンが急激に減り、自律神経のコントロールがうまくいかなくなることが原因。体がホルモンの変化に慣れれば、いずれ症状は治まりますが、症状が深刻な場合は病院で受診してみましょう。

更年期障害には3つのタイプがある

更年期には３つのタイプがあり、それぞれ症状が異なります。増加した性質を鎮めるケアを行いましょう。

①ヴァータ性…不安が多く、気分が変わりやすい

②ピッタ性…ほてりが起こる。イライラしがち

③カパ性…いつも眠い。体重の増加や冷え・むくみが起こる

更年期障害の対処法

ヨーガ

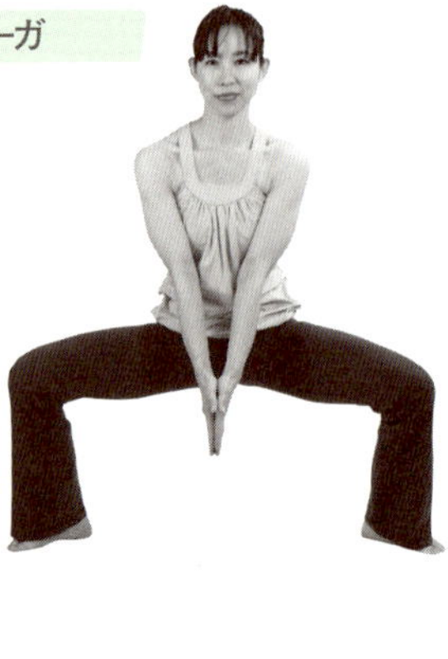

イライラしたり、悲しい気持ちになったりと、更年期は心が不安定になりがちです。心へのアプローチにはヨーガが最適。毎日の習慣にするとよいでしょう。

PART 6

アーユルヴェーダの知識を深める

アーユルヴェーダの世界をもっと知りたい、という人のために、アーユルヴェーダの歴史や、インドやスリランカで行われている本場の情報などをまとめました。アーユルヴェーダをもっと楽しむために、理解を深めましょう。

アーユルヴェーダの成り立ち

アーユルヴェーダの歴史に触れ、その奥深さを知りましょう。
「アーユルヴェーダ」という言葉がその特徴を表しています。

約5000年前に古代インドで誕生

アーユルヴェーダは、今から約5000年前、古代インドの聖者・リシたちによって生み出されたインドの伝統医学です。その考え方の一部が約3500年前のヴェーダ文献（※）に残っています。現在実践されているアーユルヴェーダは、紀元前15世紀頃の『リグ・ヴェーダ』など４つのヴェーダ文献と深く関係しています。

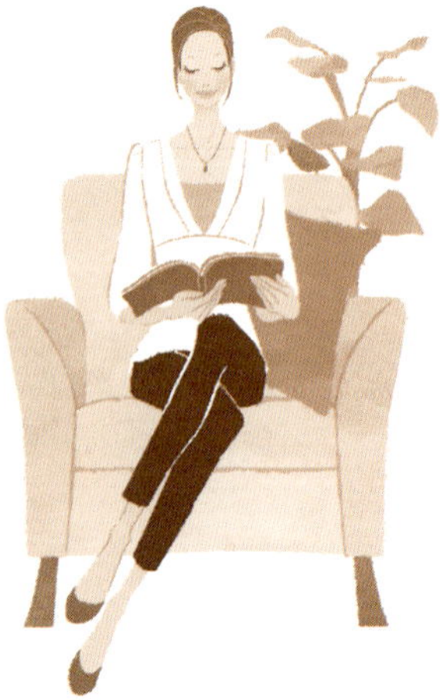

アジア各国に広まりその地に浸透した

アーユルヴェーダは、チベット、ペルシャ、中国、タイ、インドネシアなどのアジア各国に伝えられました。

一説によると、日本でも人気がある「タイ式マッサージ」は、お釈迦様の主治医であるアーユルヴェーダの名医が、インドからタイに伝えたといわれています。インドネシアの伝統薬であるハーブを調合した「ジャムウ」も、アーユルヴェーダの影響を受けたと推測されています。

また、紀元前の古代中国で行われていた針を用いる白内障の手術は、インドから方法が伝えられたという説もあります。

このように、アーユルヴェーダの考えから発達したさまざまな伝統医学がインドを中心としてアジアに広まり、各地に浸透していったのです。

※古代インドの民族宗教である、バラモン教の教典のこと。

“生き方の智恵”を凝縮させた「科学」

「アーユルヴェーダ」という言葉は、本来「生命の智恵」または「生命の科学」という意味をもっています。

病気の治療だけではなく、病気の予防、健康の維持・増進やアンチエイジングなど、トータルで健康体を目指すことから、「科学」といえるのです。

アーユルヴェーダは、生まれもったタイプだけでなく、時間帯や季節、年齢などによる一人ひとりの心身の変化に沿った、生活のコツや対処の仕方を教えてくれます。まさに“生き方の智恵”といえるものなのです。

Column

日本でのアーユルヴェーダ治療

日本にアーユルヴェーダが伝わったのは、紀元6世紀の仏教伝来までさかのぼります。当時は漢方医学などが主流であり、あまり普及しませんでした。しかしその後、1970年代に入ってから次第に認識されるようになり、手軽に体験できる「オイルマッサージ」などに注目が集まるようになりました。現在では、エステサロンが街中に見られます。

しかし、日本では現在でも西洋医学ほどの認知度はなく、国内で受けられるアーユルヴェーダの治療は、保険の適用外です。

ただ、数少ないながらも、アーユルヴェーダの治療と保険がきく治療の両方を「統合医療」として提供している、鍼灸院などの医療機関があります。そうした機関では、アーユルヴェーダの治療とあわせて、現代医療や漢方、鍼灸などの診療を受けることができます。

今後は日本でも、統合医療が進んでいる欧米同様、アーユルヴェーダをほかの医療と一緒に受けられるようになるでしょう。

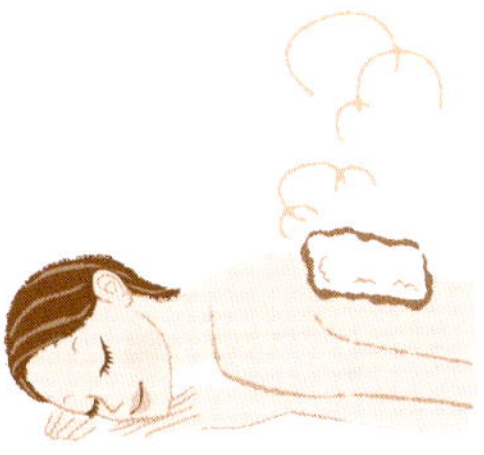

世界に広まるアーユルヴェーダ

長い歴史の中でアーユルヴェーダが伝承されてきたインドとスリランカ。それぞれの国におけるこれまでの流れと、現在の状況を見てみましょう。

インド

紀元前から現代まで伝えられた治療法

「ヴェーダ」という哲学を原点として、紀元前からの伝統医学として伝えられてきたインドのアーユルヴェーダ。

ブッダの主治医・ジーヴァカが行ったという記録も残っている、痔《じ》ろうの治療法「クシャラスートラ」は、現在でも肛門外科などで採用されています。

現在に至るまでインドの医療を支える

20世紀前半、イギリスの統治下では、医療としての役割を果たせず、衰退した歴史もあります。しかし、インド独立後は再び推奨されるようになり、現在では150を超える医科大学や大学院がつくられるまでになりました。

今日のインドでは、西洋医学と並んで認知され、インド人口の8割程度の医療を、アーユルヴェーダが請け負っているといわれています。

Column

インドの「アーユルヴェーダトリートメントセンター」

アーユルヴェーダ施設の多い、南インドにある滞在型施設。居心地のよさを大切にする洗練された施設で、ゆったりと過ごすことができます。

アーユルヴェーダコンサルタント、ライフスタイルプロモーター、医師が常駐し、伝統的な施術を受けられると好評です。

http://www.ayurvedam.co.in/
（英語のみ）

スリランカ

古来の伝統療法と融合した独自のスタイル

インドと並び、医療としてのアーユルヴェーダが受け継がれてきたスリランカには、アーユルヴェーダが伝わる以前から、「デーシャチキッサ」と呼ばれる伝統的な医療がありました。

独自のハーブを使うこのスリランカ古来の医療と、インドからの新しいアーユルヴェーダが融合することで、さらに発展したスタイルが確立され、現在にまで伝えられてきました。

Column
スリランカの「アーユピヤサ」

ハーブやスパイスの名産地として知られる街・マータレーにある滞在型施設。常駐する医師の診断に基づき、的確なトリートメントや食事などが提供されます。

ここでは、都会の喧騒から離れ、緑に包まれた空間でアーユルヴェーダの醍醐味を体感することができます。

http://www.ayupiyasa.com/

世界から注目されるアーユルヴェーダ国に

スリランカのアーユルヴェーダは仏教思想とともに発達したことから、優れたホスピタリティをもってアーユルヴェーダの施術が行われています。

また、イギリスなどの支配下にあった歴史から、欧米の人々の保養所として、アーユルヴェーダの滞在施設が発展しました。美しく衛生的な環境で、優れたサービスを提供しており、今や世界各国から人々が訪れます。

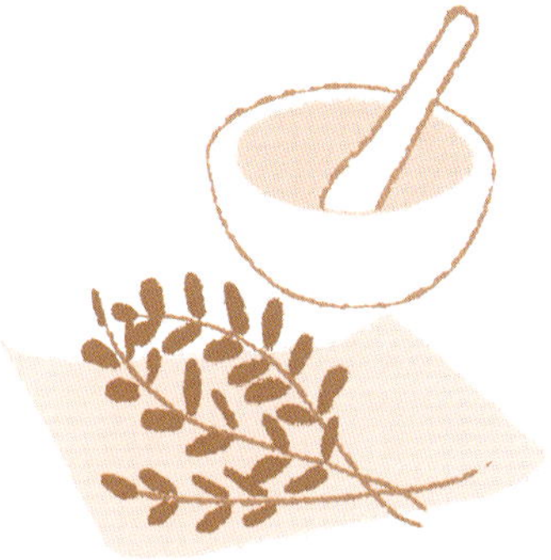

予防医学としてのアーユルヴェーダ

アーユルヴェーダでは、病気になるまでを細かく定義しています。
病気を防ぐために、健康から病気へいたる過程を理解しましょう。

発症前の状態を4つに細分化している

西洋医学は、「病気でない」ことは健康であると考えます。一方、中医学やチベット医学では、病気が発生する前の状態を「未病＝未だ病まざる状態」として定義し、病気になる前に手を打つことを説いています。これらの伝統的な医学には、病気が進行する前に対処する予防医学的な考えが、古くからありました。

アーユルヴェーダでは、未病の状態をさらに、「蓄積（＝悪いものが一定の部位に溜まる）」、「憎悪（＝局所的な症状が発生）」、「播種（＝進展し全身に散らばる）」、「極在化（＝全身の弱い部分に溜まる）」の４つの段階で考えます。病気が発症するまでを細かく観察しながら、悪化を防ぎ、健康へ導こうとするのです。

病気と健康の位置づけ

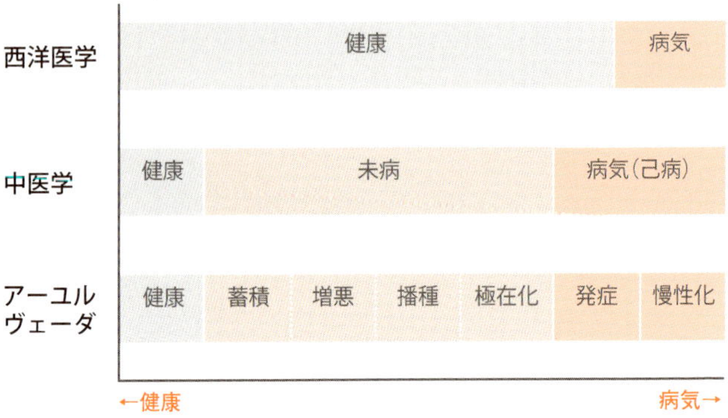
西洋医学
健康
病気
中医学
健康
未病
病気（己病）
アーユルヴェーダ
健康
蓄積
増悪
播種
極在化
発症
慢性化
←健康
病気→

病気になる前に気づくことができる

アーユルヴェーダ的に見ると、慢性疾患は、エネルギーのバランスがくずれることからはじまると考えます。つまり、どんな重篤な病気も、それを防ぐ第一歩は心と体の声を聴く生活をし、バランスを調えることなのです。

現代医学の研究で、ガンは10数年をかけて発症するとわかってきました。その間に診断を受ければ、病気の発症を抑えられるかもしれません。アーユルヴェーダの予防医学としての可能性は、とても高いのです。

Column

アーユルヴェーダの治療法「パンチャカルマ」

老廃物を排出し病気予防&健康な体に

「パンチャカルマ」とは、心身に溜まった過剰な3つのエネルギー（ヴァータ、ピッタ、カパ）や、老廃物をデトックスする代表的な治療法です。

体を浄化することで自然治癒力を呼び覚まし、病気の治療や予防だけではなく、アンチエイジング効果が期待できます。

一般的なパンチャカルマの「前処置（＝体内の過剰な性質や老廃物を油に溶かす）」→「中心処置（＝過剰な性質や老廃物を体外に出す）」→「後処置（＝心身の安静を保つ）」の手順を見ていきましょう。

【パンチャカルマの手順】

1 前処置

朝ギーを飲んで、体内に油をしみ込ませる。次に、オイルマッサージやシローダーラーで油を外からしみ込ませる。その後、サウナで過剰な性質を皮膚や消化管に分泌させる。

2 中心処置

鼻から出す経鼻法、口からカパを出す催吐法、小腸からピッタを出す瀉下法、皮膚から出す瀉血法、大腸から肛門を通じてヴァータを出す浣腸法で、老廃物を排出する。

3 後処置

処置後は、心身を安静にする。終了後に、薬草でつくられた強壮長寿薬が処方される。中心処置期間の2倍程度の時間をかけて、徐々に元の生活に戻していく。

Special Column

気軽に挑戦！

アーユルヴェーダ心理テスト

ヴァータ、ピッタ、カパのうち、あなたのタイプがどれなのか、簡単な心理テストでわかります。普段の行動が導き出す、あなたの性質は？

※26ページのチェックテストのほうがより正確ですが、簡単な判断の目安になります。

Q1 性格は次のうちどれに近い？

ⓐ 心配性で落ちつきがない。または、飽きっぽい。

ⓑ かなり短気。完璧主義でつい見栄を張ってしまう。

ⓒ おおらか、のんびりしている。マイペース。

Q2 考え方は次のうちどれに近い？

ⓐ 意見がなかなかまとまりにくい。人の意見を聞くとそれもいいなと思うところがある。

ⓑ 意見がはっきりしている。自分の意見を通すためには対立もいとわない。

ⓒ 意見はあるが、対立はしたくない。和解できる道を探す。

Q3 ストレスを受けたときの反応はどれに近い？

ⓐ 不安や迷いが出て、決断力が鈍る。

ⓑ はねのけようとする。闘おうとするところがある。

ⓒ マイペースに受け流すことができるが、溜め込んでしまうこともある。

Q4 お金の使い方はどれに近い？

ⓐ 思いつきで買う。
散財しやすい。

ⓑ よく考えて計画的に使う。

ⓒ お金は使うより貯めるもの。
貯金が好き。

Q5 どんな結婚が自分らしいと思う？

ⓐ 相手の自由を尊重する。
二人で過ごすのもいいけど、
一人になる時間も大切にしたい。

ⓑ 結婚は高め合うもの。
意見を言い合ったり、
夫婦といえども切磋琢磨したい。

ⓒ いつも一緒にいたい。
安定した波風の立たない、
平和な家庭にしたい。

Q6 ファッションのこだわりは？

ⓐ 流行を適度に
とり入れるのが好き。
好みはかなり変わるほう。

ⓑ たくさんもたなくてもよいので、
できるだけ一流のものを
身につけたい。
高級品も好き。

ⓒ あまり派手なものは
好きではない。
可憐で清楚なイメージが好き。

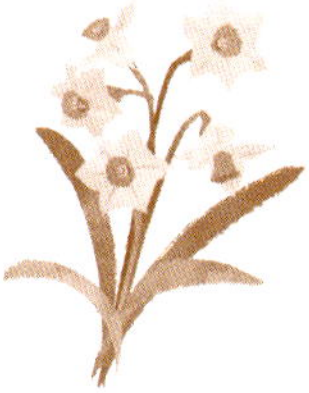

Q7 将来、どんな家に住みたい？

ⓐ もち家にはあまり関心がない。
いろいろなところに
住んでみたい。

ⓑ 家をもつなら少し無理をしても
立派な家に住みたい。

ⓒ 小さくてもよいので、
こだわりのある家をもちたい。

Q8 旅に出かけるなら どんな旅をしたい？

ⓐ 行きあたりばったり、思いがけない出会いなどを楽しみたい。

ⓑ せっかくの機会なので、しっかり計画を立て、少し欲張りなくらいに楽しみたい。

ⓒ ゆっくり滞在してのんびり過ごしたい。

Q9 上司に怒られたときの反応は？

ⓐ そろそろ転職を考えようかな、とさっそく転職情報をチェック。

ⓑ 「おまえこそなに考えてるんだ！」と負けん気が起こる。

ⓒ 言われるのはしょうがない。何も言わずに黙ってしまう。

Q10 渋滞にはまってしまったときの反応は？

ⓐ いっそのこと車を置いてその場から離れ、歩いてしまいたい。

ⓑ 自分の車線に割り込んでくる車が許せない。この道を教えたナビに腹が立つ。

ⓒ 渋滞なんだから仕方ない。辛抱強くじっと待っている。

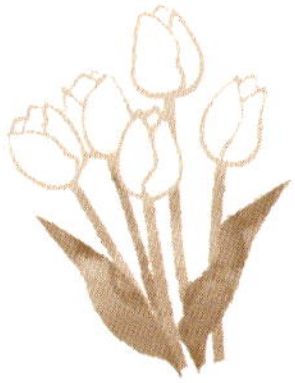

✽ 診断の仕方

チェックしたアルファベットの多いものが、あなたのタイプです。詳しい診断結果は次のページで確認してください。

診断結果は次のページで！ ▶▶

ⓐ 　個

ⓑ 　個

ⓒ 　個

a が多かった人は…ヴァータタイプ

ヴァータ

行動が機敏で切り替えが早い人

ひとつのことにこだわらず、想像力が豊かで、つねに心も体も「動いている」のがヴァータの人。風と空のエネルギーをもっています。

日ごろから、行動が行きあたりばったり、思いつきで動いてしまいがちなのがこのタイプの特徴。

この傾向が強くなると、じっとしていられないなど、体だけでなく心も不安定になりやすくなります。落ちつくために、「地」のエネルギーをとり入れて安定させましょう。

詳しくは28ページへ ▶▶

b が多かった人は…ピッタタイプ

ピッタ

負けず嫌いなよくばり屋さん

情熱があってなにごとも精力的に行い、ムダがなくて「合理的」なのがピッタの人。火と水のエネルギーをもっています。完璧主義なところがあり、自分にも他人にも厳しくなりがち。しばしば負けず嫌いな一面も伺えます。

エネルギッシュなところが魅力的ですが、火と水のエネルギーが増えすぎると、周りと対立してしまうことも。穏やかになるためには、「水」のエネルギーをとり入れ、ものごとを受け流すようにしましょう。

詳しくは30ページへ ▶▶

c が多かった人は…カパタイプ

カパ

おっとりのんびりマイペース

行動もゆったりしていて、ものごとに動じず、気長で「落ちついている」のがカパの人。地と水のエネルギーをもっています。

日ごろからじっとしているのが好きで、平和主義な人です。

しかし、この傾向が強すぎると、怠惰になり、引きこもったりすることも。このようなときは、地と水が増えすぎています。「風」の動きや「火」の熱のエネルギーをとり入れ、心と体に刺激を与えましょう。

詳しくは32ページへ ▶▶

アーユルヴェーダ用語集

アーユルヴェーダでは、難しい専門用語を使うこともあります。
これらを知っておくと、内容を理解するために役立つので、ここで学んでおきましょう。

【アーサナ】

ヨーガで行う、体を調えるポーズのサンスクリット名。アーサナは、山、木、犬など自然界のさまざまな形をイメージして、心と体のバランスをはかるものです。体の柔軟性などに重きをおくのではなく、自分の心を解放させることが大切です。

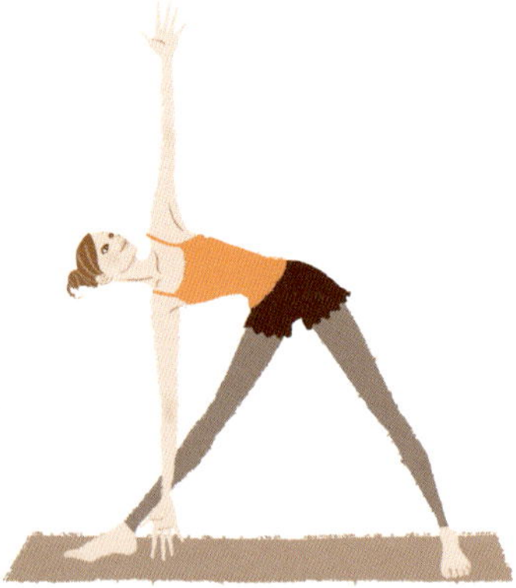

【アーマ】

「未熟」という意味で、体内のバランスがくずれると発生する、未消化物、老廃物のことをいいます。食べものは一度消化が進まなくなると未消化物になり、体にとって毒となります。肉体的なアーマだけではなく、精神的なアーマもあり、メンタル・アーマと呼ばれます。溜め込んでしまうと、うつ病など心の病気を引き起こす原因となるので、注意が必要です。

【ヴァータ】

体を支える３つのエネルギーのひとつで、五元素の「風」と「空」からできています。ものを動かす作用をもっている「風」や「空」は、体内では神経や循環器系の働きや、筋肉の運動や循環、排せつを担います。

【ヴィクリティ】

「過剰」という意味で、３つの性質のバランスが乱れること＝過剰になっている状態を指します。過剰になった部分は、病的症状が出る原因となります。アーユルヴェーダではそれをなくし、バランスをとるような生活を心がけることを推奨しています。

【カパ】

体を支える３つのエネルギーのひとつで、五元素の「地」と「水」からできています。ものをつなぎ合わせ、落ちつかせる作用がある「地」と「水」は、体内で筋肉や骨などの構造の維持、免疫機能、水分の代謝などを担っています。

【ギー】

精製バターのこと。多めに摂取してもコレステロールが上がりにくく、万能の薬効があるとされます。インドでは神様の使いといわれる牛から分泌されるため、霊的にも大切な油といわれています。無塩バターを加熱して手作りすることができ、水分が少ないので日持ちするのも特徴のひとつ。

ギーの作り方

1. 無塩バターを鍋に入れ、弱火にかける。
2. 焦げないように注意しながらバターを溶かし、溶けたら中火にする。温度が100～110℃くらいで細かい泡が出てくる。
3. さらに加熱し、110～115℃になると泡が大きくなる。
4. 続けて加熱し、120℃くらいになると大きな泡に小さな泡が混じり、色が黄金色になる。
5. すぐに火を止め、ペーパータオルなどでこし、保存瓶に入れる。冷蔵庫で保管し、6か月程度を目安に使いきる。

【シローダーラー】

額に39～40℃のオイルを垂らす治療法。これを20～30分行うと、一種の瞑想状態を体験できます。非常に気持ちがよく、頭痛などの不快症状や心の浄化に効果があります。パンチャカルマの前処置のひとつとして有名です。

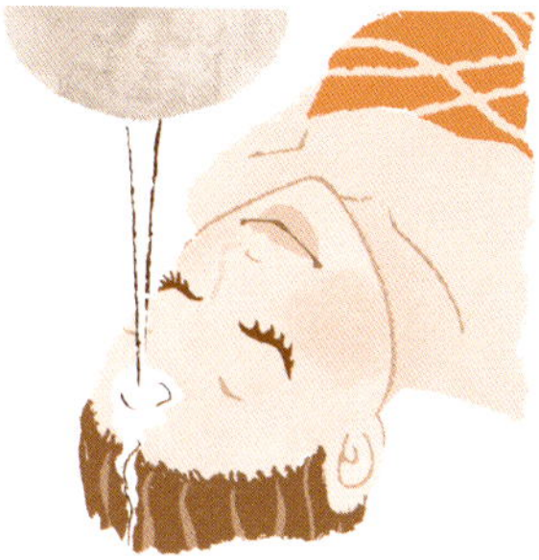

【スロータス】

消化管などの体内の通路のこと。未消化物が溜まるとこれらの通路を塞いでしまい、病気の原因になります。アーユルヴェーダでは、これらの通路の流れを改善し、それを保つことが健康につながると考えます。

【チャクラ】

エネルギーセンターのこと。サンスクリット語で「光の輪」「回転する渦」という意味。エネルギーが渦を巻きながら出たり入ったりするため、こう呼ばれています。生命エネルギーの特殊なセンターで、脊髄の中に位置します。主要なものは7つですが、208個あるとされています。

【ディヤーナ】

ヨーガで行う、心を調える瞑想法のこと。ヨーガの聖典には、「心の働きを止滅《しめつ》させること」が大切とされていて、ヨーガのポーズも、このディヤーナを行うためのひとつの方法です。「禅」の語源ともいわれています。

【ドーシャ】

物質や現象の背後で働き、脈や呼吸、心を制御している性質の総称で、「増えやすい」という意味をもっています。アーユルヴェーダでは、心身の動きが時間、季節、年齢、個人差などによって変動する理由は、この性質のバランスにあると考えます。ドーシャのバランスをとることは、健康への第一歩です。

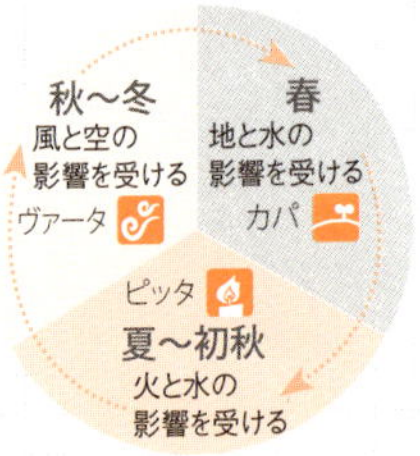
秋〜冬
風と空の
影響を受ける
ヴァータ
春
地と水の
影響を受ける
カパ
ピッタ
夏〜初秋
火と水の
影響を受ける

【トリグナ】

心を左右するサットヴァ（純粋性）、ラジャス（動性・激質）、タマス（惰性）という3つの属性の総称です。アーユルヴェーダでは、これらが3つのエネルギー（トリドーシャ）と密接に関係し、体と心の状態にも関係すると考えます。また、食べものもこのトリグナに影響を与えるといわれています。

【トリドーシャ】

体を支えるヴァータ、ピッタ、カパという3つのエネルギーの総称。「同じ性質のものが同じ性質のものを増やす」というルールのもと、ラジャス（動性・激質）が増加するとヴァータとピッタが、タマス（惰性）が増加するとカパが増加します。

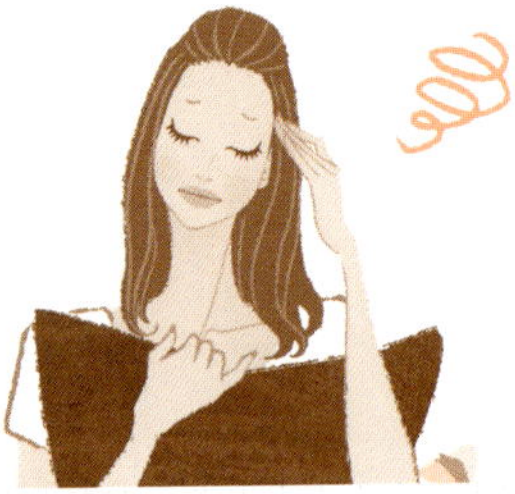

【パンチャカルマ】

心身に溜まった未消化物を浄化するアーユルヴェーダの5つの治療法。病気の予防や治療、健康増進を目的に行います。薬草油を使ったオイルマッサージ、シロダーラーなどを行う前処置、経鼻法や浣腸法などを行う中心処置、食事を控えめにし、安静を心がける後処置の3段階があります。

【ピッタ】

体を支える3つのエネルギーのひとつで、五元素の「火」と「水」からできています。ものを燃やして変換させる働きをもっている「火」は、体内では胃腸での消化、体内での代謝、発熱を担い、「水」はその火の強さをコントロールする働きを担っています。

【プラーナ】

「気」の意味。自然界にある目には見えないエネルギーを指し、中国の「気」、ハワイの「マナ」、ギリシャの「プネウマ」などと近い概念です。

【プラーナーヤーマ】

自然界の太陽のような活動的な陽の気（プラーナ）と、月のような静かな陰の気のバランスをコントロールするための呼吸法。これを行うことによって、プラーナを体内にとり入れ、体内の毒素を吐き出すことができます。心を落ちつかせ、集中力を高めるなどの効果があります。

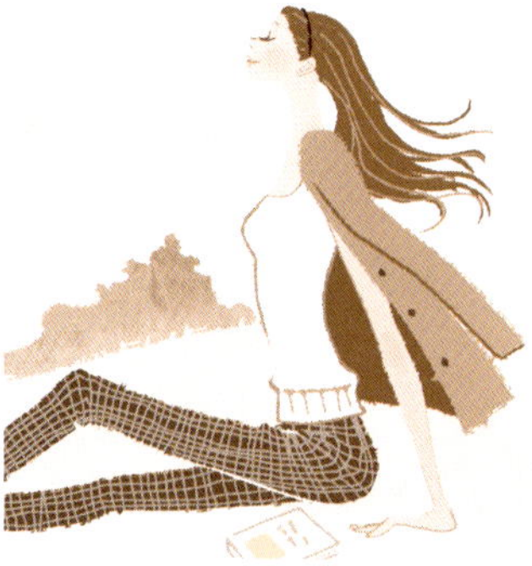

【プラクリティ】

「本質」および、生まれもった3つのエネルギーのバランスによって導き出される体質のタイプのこと。プラクリティは生涯変わらないとされますが、現代では環境を含むライフスタイルの影響で、本来のプラクリティのよさを発揮できない人が増えています。

【マルマ】

体と意識の接点となるツボのこと。大きさは中国のツボより大きいとされています。急所でもありますが、マルマに刺激を与えることで、生命エネルギーを健康へと導きます。たとえば、シローダーラーは額のスタパニマルマへの刺激です。

【脈診】

脈は健康状態を示しているため、アーユルヴェーダでは脈をみて体をチェックします。女性は左手、男性は右手の脈をみます。薬指でカパ、中指でピッタ、人差し指でヴァータの情報を知ることができ、プラクリティ（本質）もヴィクリティ（過剰なエネルギー）も脈でみることができるとされています。

【ヨーガ】

古代インド発祥の修行法。「つながる」という意味をもちます。体を調えるアーサナ、呼吸を調えるプラーナーヤーマ、心を調えるディヤーナの3つからなります。3つのプロセスを同時に行うと、心と体、右脳と左脳、意識と無意識など相対するもののバランスが調います。

【ラサ】

「味」の意味。アーユルヴェーダでは、ラサは甘味、酸味、塩味、辛味、苦味、渋味の6種類と考えます。それぞれのラサは、心と体にさまざまな影響を与えるといわれており、ラサを意識した食生活が大切です。

―― 著者 ――

西川眞知子
（にしかわまちこ）

・日本ナチュラルヒーリングセンター〈（株）ゼロサイト〉代表
・内閣府公認NPO法人日本アーユルヴェーダ協会理事
・一般社団法人日本パステルシャインアート協会副代表
・アーユルヴェーダ融合医療協会理事

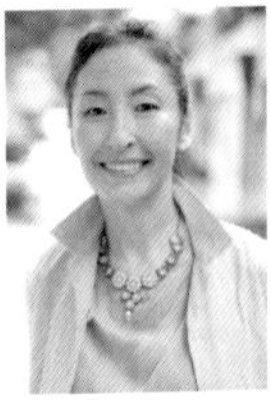

幼少期から精神世界に興味をもつ。大学時代にインド・アメリカなどを歴訪し、ヨーガや自然療法に出合う。アーユルヴェーダの体質別健康美容法と、独自の簡単生活習慣改善プログラムを構築し、講演、セミナーおよび健康美容のコンサルティングや商品開発を数多く手がける。『これ１冊できちんとわかるアーユルヴェーダ』（マイナビ）、『アーユルヴェーダ入門』（地球丸）など著書、共著多数。

日本ナチュラルヒーリングセンター　http://www.jnhc.co.jp/

STAFF

デザイン	島村千代子
写真	中島聡美
イラスト	藤田美穂
モデル	窪田多恵子
ＤＴＰ	明昌堂
編集・構成・執筆	株式会社スリーシーズン（伊藤佐知子、朽木 彩）
企画	成田晴香（マイナビ）
校正	柳元順子

はじめてでもわかる 役立つ
アーユルヴェーダきほんBOOK

2014年7月20日　初版第1刷　発行

著　者　西川眞知子
発行者　中川信行
発行所　株式会社マイナビ
〒100-0003
東京都千代田区一ツ橋1-1-1　パレスサイドビル
TEL：048-485-2383（注文専用ダイヤル）
03-6267-4477（販売部）
03-6267-4445（編集部）
E-mail：pc-books@mynavi.jp
URL：http://book.mynavi.jp

印刷・製本　図書印刷株式会社

定価はカバーに記載しております。

ISBN978-4-8399-5164-1 C2077
Printed in Japan